CHAKRA HEILUNG

Selbsthilfetechniken zum Reinigen, Ausgleich und Heilen der Chakren

von

Anna Mai

W0401462

Inhaltsverzeichnis

Rechtliche Hinweise

© Copyright 2017 Anna Mai - Alle Rechte vorbehalten

Dieses Buch ist urheberrechtlich geschützt©. Alle Rechte sind vorbehalten. Unerlaubte Vervielfältigung ist strengstens verboten.

Die in dieser Publikation enthaltenen Informationen dienen nur der allgemeinen Information. Wir haben uns nach bestem Wissen bemüht, diese Informationen aktuell und korrekt zu halten, geben jedoch weder ausdrücklich noch stillschweigend eine Zusicherung oder Garantie über die Vollständigkeit, Genauigkeit, Zuverlässigkeit, Eignung oder Verfügbarkeit dieser Publikation oder der darin enthaltenen Informationen. Jegliches Vertrauen, das der Leser in diese Informationen setzt, geht strikt auf eigenes Risiko.

Wir haften nicht für direkte oder indirekte Schäden oder Verluste bzw. Folgeschäden in Zusammenhang mit der Nutzung dieser Publikation sowie der darin enthaltenen Informationen. Wir können keine Resultate garantieren, da Resultate je nach Person variieren können und von deren Anstrengungen abhängen. Sie entscheiden sich, diese Methode auszuprobieren, es gibt keine Garantie für Ihren Erfolg.

Kein Teil dieses Ebooks darf ohne die ausdrückliche schriftliche und unterzeichnete Genehmigung des Autors reproduziert, kopiert oder in ein anderes Medium umgewandelt werden. Verletzungen dieses Urheberrechtes ziehen straf- und zivilrechtliche Konsequenzen nach sich.

Einleitung

Die Behandlung der Energiezentren unseres Körpers, der sog. *Chakren*, ist solch eine großartige Möglichkeit, sich von einer Vielzahl an psychischen sowie physischen Erkrankungen zu befreien, dass ich mich sehr freue, hier die wichtigsten Tools vorzustellen, so dass jeder lernen kann, sich selbst von innen zu heilen.

Jede Erkrankung hat ihre Ursache, sei es auf mentaler, emotionaler, seelischer oder physischer Ebene. Auf der einen Seite ist es sicherlich wichtig, die Ursachen zu erkennen, um sie dann zu beseitigen. In vielen Fällen ist dies aber nicht möglich, beispielsweise wenn eine emotionale Ursache in der frühesten Kindheit liegt, an die wir uns meist nur wenig erinnern können. Möglicherweise müsste man in solch einem Fall in therapeutischen Sitzungen, beispielsweise durch Hypnose, Rückführungen in die Kindheit etc. mögliche Ursachen des Problems erkennen.

Die Behandlung und Heilung von Chakren geht einen anderen Weg. Unabhängig von den Ursachen werden blockierte Energiezentren energetisch gereinigt und ihre Störungen beseitigt, sodass die Lebensenergie wieder ungehindert fließen kann. Lebensthemen, die sonst Energie halten und blockieren, werden aufgelöst, so dass wieder mehr Energie zur Verfügung steht.

Durch den Zuwachs an Energie steigt auch die eigene Schwingung. Dies wiederum führt zu einem erweiterten Bewusstsein. Je höher unser Körper schwingt, um so glücklicher sind wir. Der höchste Schwingungszustand, den wir als Menschen erreichen können, ist die bedingungslose Liebe.

Die Behandlung und Reinigung der Chakren sowie der Ausgleich der Chakren untereinander bewirken Entspannung, Entgiftung und eine verbesserte Versorgung mit Lebensenergie. Und dies ist die Voraussetzung, um sowohl physisch als auch psychisch gesund zu sein.

Überblick

Im **1. Teil** stelle ich das Chakrensystem mit seinen 7 Hauptchakren vor und erkläre Dir, was es mit der menschlichen Aura auf sich hat, sodass du ein gutes Basiswissen über dein Energiesystem bekommst. Dies ist besonders für Einsteiger in dieses Thema interessant, um sich mit den Begriffen vertraut zu machen. Wenn du bereits das Konzept der Chakren kennst, kannst du diesen Teil auch überspringen.

Im **2. Teil** gehe ich auf häufige Symptome ein mit den entsprechend betroffenen Haupt-Chakren, sodass du feststellen kannst, welche Chakren bei dir womöglich blockiert sind.

Im **3. Teil** stelle ich dir unterschiedliche Methoden vor, mit denen Chakren von ihren Blockaden befreit und geheilt werden können.

Im **4. Teil** erfährst du, wie du jedes einzelne der Hauptchakren sowie alle gleichzeitig reinigen kannst.

Im **5. Teil** zeige ich dir, wie du selbst einen Chakren-Ausgleich durchführen kannst.

In den **Anhängen 1 und 2** findest du eine Vielzahl an Möglichkeiten, um Heilsteine zu reinigen, aufzuladen und zu aktivieren. Im **Anhang 3** sind Illustrationen der vorgestellten Yoga-Asanas.

Teil 1: DIE MENSCHLICHE AURA UND DIE CHAKREN

Die Aura ist ein Energiefeld, das den menschlichen Körper durchdringt und umgibt. Für die meisten Menschen ist sie unsichtbar. Nur wenige hellsichtige Menschen können dieses Feld als Farbspektrum wahrnehmen und auch Aussagen über den gesundheitlichen Zustand der jeweiligen Person machen. Schon immer brauchte es diese besondere Begabung oder jahrelange Meditation, damit sich ein solcher Wahrnehmungsbereich erschließt. Mittlerweile gibt es auch sog. Aurakameras, die von Wissenschaftlern wie Semyon Kirlian, Dr. Valerie Hunt und Thelma Moss von der University of Los Angeles entwickelt wurden, mit denen dieser Energiekörper sichtbar gemacht werden kann, um im Anschluss eine Aura-Analyse anzufertigen.

Die Aura umgibt den physischen Körper eiförmig und hat eine Ausdehnung von etwa einem halben Meter um den Körper herum. Die Aura unterscheidet sich von Mensch zu Mensch in Farbe, Struktur und Form und ist abhängig vom Gemüts- und Entwicklungszustand des Menschen. Wenn ein Mensch sehr weit entwickelt ist, erscheint die Aura klarer und leuchtender.

Die Aura ist untergliedert in mehrere Bereiche:

Der **physische Körper** ist selbst ein Teil der Aura. Er ist der am niedrigst-schwingende Bereich der Aura, nämlich der Bereich, in dem die Energie Materie geworden ist.

Die nächste Schicht dehnt sich über den physischen Körper aus und schwingt wesentlich schneller als der physische Körper. Man spricht von dem sog. **Ätherkörper**, der sich bis etwa 10 cm über der Haut befindet und den Menschen umgibt. Er ist gewissermaßen die "Gussform", in der sich der physische Körper bildet.

Etwa 20 cm über der Haut befindet sich der **Emotionalkörper**, der unsere Gefühle spiegelt und repräsentiert.

Etwa 30 cm über der Haut ist der **Mentalkörper**, der mit unseren gedanklichen Prozessen in Beziehung steht. Je mehr unser Verstand mit unseren Gefühlen übereinstimmt, um so glatter ist seine Struktur.

Zwischen 30 bis 50 cm über der Haut liegt der sog. **Astralbereich**. Er stellt die Verbindung zwischen der materiellen und der immateriellen Ebene dar und ist untergliedert in einen (noch materiellen) **Astralkörper**, einer **(bidirektionalen) Spiegelschicht** und einer (immateriellen) **Astralebene**. Der gesamte Astralbereich steht in Verbindung mit unseren Beziehungen.

Je weiter die einzelnen Schichten um den physischen Körper liegen, umso schneller schwingen sie. Ab der immateriellen Astralebene sind die einzelnen Bereiche so hochschwingend und feinstofflich, dass man nicht mehr von "**Körper**", sondern nur noch von "**Ebenen**" spricht. Auch auf dieser immateriellen Ebene befindet sich eine **ätherische, eine emotionale und eine mentale Ebene**. Der physische Körper steht somit in Beziehung zu den immateriellen Ebenen, die von der bidirektionalen Schicht des Astralbereichs gespiegelt werden.

Innerhalb der Aura gibt es **energetische Organe**, die **Chakren** genannt werden. Das Wort *Chakra* kommt aus dem Sanskrit und bedeutet "*spiralförmig drehendes Rad*". Diese Chakren sind Energiezentren und gleichermaßen Pforten zu Bewusstseinsebenen.

Sie öffnen sich trichterförmig aus dem Körper heraus bis hin zum Astralbereich. Sie nehmen Energie und Informationen auf und versorgen damit alle Energiekörper, einschließlich des physischen Körpers.

Die 7 Hauptchakren

Die **7 Hauptchakren** befinden sich auf einer Achse nahe der Wirbelsäule, ausgehend vom Kronen-Chakra bis hin zum Wurzel-Chakra. Diese Achse entspricht dem Hauptenergiekanal und wird in Sanskrit **Sushumna** genannt. In einem ausgeglichenen Zustand treffen sich hier die Wurzeln der Hauptchaken. Die Chakren sind rein energetischer Natur und nicht physischer. Dennoch versorgen sie Bereiche des physischen Körpers mit feinstoffliche Energie und Informationen. Zugleich stehen sie mit den endokrinen Drüsen des physischen Körpers in Verbindung.

Neben den 7 Hauptchakren gibt es weitere Chakren, die sich an verschiedenen Stellen befinden und ihre speziellen Bewusstseinsebenen repräsentieren.

1.Chakra: WURZEL-CHAKRA

(STEISSBEIN-CHAKRA, MULADHARA CHAKRA)

Sanskrit: Muladhara (Mula = Wurzel; Adhara = Stütze)

Farbe: rot

Bedeutung: Lebenskraft, Lebenswille, Überleben, Arterhaltung

Lebensthema: Sicherheit und Urvertrauen

Lage: Basis der Wirbelsäule, am Damm

Physische Verbindung: Knochengerüst, Hüfte, Dickdarm, Hoden, Eierstöcken, Plazenta, Blase, Anus, Nebennieren, Ischiasnerv

Erkrankungen: Fettsucht, Verstopfung, Wirbelsäulenprobleme, Magersucht

Psychische Störungen: Identitätskrisen, Nervosität, Unfallneigung, Stress, Allergien, Depressionen, Abhängigkeiten

Emotionale Ungleichgewichte: Thema Geld, Sicherheit und Nahrung

Fähigkeiten: Erdung, Ableitung von Energien, Fundament geben, Überleben

2.Chakra: SAKRAL-CHAKRA

(KREUZBEIN-CHAKRA, SVADHISTHANA CHAKRA)

Sanskrit: Svadhisthana (Sva = das Eigene; Adhisthana = Wohnstätte)

Farbe: orange

Bedeutung: Lebensfreude, Sinnlichkeit, Kreativität, Sexualität

Lebensthema: Lebensfreude und Emotionen

Lage: unterhalb des Bauchnabels, in Höhe es Schambeins

Physische Verbindung: Geschlechtsdrüsen, Darm, Blinddarm, Nieren, Milz, Bauchspeicheldrüse, Körperflüssigkeiten wie Blut und Urin

Erkrankungen: Sexuelle Themen wie Unlust, Störungen an Blase und Nieren, Anämien, Allergien

Psychische Störungen: Depression, Überanpassung Autismus, Hysterie, sexuelle Störungen, Unterdrückung von Gefühlen

Emotionale Ungleichgewichte: Angst vor Impotenz, Verrat, Süchte

Fähigkeiten: gelebte Lebensfreude, Motivation, Fortpflanzung

3.Chakra: SOLARPLEXUS-CHAKRA

(NABEL-CHAKRA, MANIPURA CHAKRA)

Sanskrit: Manipura (Mani = Edelstein; Pura = See, Flut)

Farbe: gelb

Bedeutung: Persönlichkeit, Ich, Willens- und Durchsetzungskraft, persönliches Wachstum und Entwicklung

Lebensthema: Gefühle und Macht

Lage: oberhalb des Bauchnabels

Physische Verbindung: Stoffwechsel (Magen, Leber, Bauchspeicheldrüse), Nebennieren, autonomes Nervensystem

Erkrankungen: Essstörungen, Adipositas, Diabetes mellitus, Krebs, Krankheiten an Magen und Leber, vorzeitiges Altern

Psychische Störungen: Süchte, zwanghaftes Verhalten, Schizophrenie, Ängste, Schlafstörungen

Emotionale Ungleichgewichte: Angst vor Ablehnung, Kritik; Frage des Selbstwertgefühls, persönliche Macht

Fähigkeiten: Kraftübertragung, Telekinese, äußerkörperliche Wahrnehmungen

4.Chakra: HERZ-CHAKRA

(ANANATA CHAKRA)

Sanskrit: Ananata (ungebeugt; nicht angeschlagen)

Farbe: grün; das innere Herz-Chakra: rosa

Bedeutung: tiefe Liebe, Offenheit, liebevolles Sein, Herzensgüte, Bindungsfähigkeit

Lebensthema: Liebe und Mitgefühl

Lage: Mitte der Brust, Höhe des Herzens

Physische Verbindung: Thymusdrüse, Herz, Atmungssystem, Immun- und Gefäßsystem

Erkrankungen: Krebs, Migräne, Epilepsie, Haarausfall, Parkinson

Psychische Störungen: Mangelnde Kontaktfähigkeit, Entfremdung, Selbstzerstörung bis hin zu Selbstmord

Emotionale Ungleichgewichte: Eifersucht, Angst vor Einsamkeit, Verlassenheit, Zorn, Bitterkeit

Fähigkeiten: Zuneigung, Mitgefühl, Hingabe, bedingungslose Liebe

5.Chakra: HALS-CHAKRA

(KEHL-CHAKRA, VISHUDDHA CHAKRA)

Sanskrit: Vishuddha (besondere Reinheit)

Farbe: hellblau

Bedeutung: Kommunikation, Individualität, Ausdruck

Lebensthema: Selbstdarstellung

Lage: Hals, Höhe der Kehle

Physische Verbindung: Schilddrüse, Lymphe, Kehle, Mund, Zähne, Ohren, Stammhirn

Erkrankungen: Krebs, Sprechstörungen, Hals- und Nackenprobleme

Psychische Störungen: Sprechprobleme

Emotionale Ungleichgewichte: Selbstausdruck durch Kommunikation in gesprochener oder schriftlicher Form, Angst, keine Macht, Willenskraft, Kontrolle oder Wahl zu haben

Fähigkeiten: Hellhörigkeit, innere Stimme, Telepathie, Sensitivität im Klang (Klangheilung)

6.Chakra: STIRN-CHAKRA

(3. AUGE-CHAKRA, AJNA CHAKRA)

Sanskrit: Ajna (wahrnehmen)

Farbe: indigoblau

Bedeutung: Selbstverwirklichung, innerer Frieden, Intuition, übersinnliches Wahrnehmen, Ideen, Wahrnehmen der inneren und äußeren Umgebung

Lebensthema: Selbsterkenntnis

Lage: in der Mitte des Kopfes auf Höhe der Augenbrauen

Physische Verbindung: Hirnanhangsdrüse, die alle Drüsen steuert; Zirbeldrüse, Kleinhirn, linke Gehirnhälfte, zentrales Nervensystem, Augen und Nebenhöhlen

Erkrankungen: Kopfschmerzen und Migräne, Augen- und Ohrenleiden, chronischer Schnupfen, Nebenhöhlenentzündung, Gedächtnisstörungen, Erkrankungen des Nervensystems

Psychische Störungen: Unsicherheit, Verwirrung, Schizophrenie, Psychose, Paranoia, Konzentrationsmangel

Emotionale Ungleichgewichte: Stimmungsschwankungen, totale Übertreibung der Fantasie oder völlige Fantasielosigkeit, Orientierung im Leben, die eigene Intuition nicht vernehmen

Fähigkeiten: intuitives Wissen, Hellsichtigkeit, Kommunikation mit Pflanzen und Tieren

7.Chakra: KRONEN-CHAKRA

(SCHEITEL-CHAKRA, SAHASRARA CHAKRA)

Sanskrit: Sahasrara (göttliches Licht)

Farbe: violett

Bedeutung: Tor zum höheren Selbst, Einheit, Spiritualität, kosmisches Bewusstsein

Lebensthema: Selbstverwirklichung, innerer Frieden

Lage: oberhalb des Scheitelpunkts - nach oben hin geöffnet

Physische Verbindung: Hypophyse, rechte Gehirnhälfte und Großhirn

Erkrankungen: Krebs, Migräne, Epilepsie, Haarausfall, Parkinson, Multiple Sklerose, Ein- und Durchschlafstörungen, Immunschwäche

Psychische Störungen: Langeweile, Depressionen, Gedächtnisstörungen, Alpträume, Apathie, Schizophrenie

Emotionale Ungleichgewichte: Probleme mit Selbsterkenntnis und größeren Mächten; starre Gedanken über Spiritualität und Religion, Verwirrung, Vorurteile, Angst vor Entfremdung

Fähigkeiten: mediale Fähigkeiten, Geistheilung, tiefe Weisheit

Teil 2: SYMPTOME UND IHRE CHAKREN

Bei jeder Krankheit bzw. jedem Symptom sind bestimmte Chakren betroffen.

Allergie: Herz-Chakra

Angst: Alle Chakren, abhängig von der Art der Angst

Asthma: Herz-Chakra

Co-Abhängigkeit: Wurzel-Chakra, Herz-Chakra, Solarplexus-Chakra, Sakral-Chakra

Depression: Kronen-Chakra, Herz-Chakra

Furcht: Wurzel-Chakra, Solarplexus-Chakra

Gewichtsprobleme: Wurzel-Chakra, Solarplexus-Chakra, Sakral-Chakra

Magersucht / Bulimie: Solarplexus-Chakra

Müdigkeit: Solarplexus-Chakra, Kronen-Chakra

Nebennieren-Schwäche: Wurzel-Chakra, Solarplexus-Chakra

Rückenschmerzen im unteren Rücken: Hals-Chakra; Herz-Chakra

Rückenschmerzen im mittleren Rücken: Herz-Chakra, Solarplexus-Chakra

Rückenschmerzen im unteren Rücken: Solarplexus-Chakra, Wurzel-Chakra

Krebs: Alle Chakren

- Lungenkrebs: Hals-Chakra und Herz-Chakra
- Gehirntumor: Kronen-Chakra
- Brustkrebs: Herz-Chakra
- Prostata- und Analkrebs: Sakral- und Wurzel-Chakra
- Krebs im Bauchbereich (Leber, Magen, Darm, Bauchspeicheldrüse): Solarplexus-Chakra
- Krebs von Uterus, Eierstücke, Dickdarm, Rektum: Sakral- und Wurzel-Chakra

Konflikte, ungelöste: Hals-Chakra, oft auch Solarplexus- und Sakral-Chakra

Verstopfung: Wurzel-Chakra, manchmal auch Sakral-Chakra

Verdauungsprobleme: Solarplexus-Chakra

Schuld / sich schuldig fühlen: Sakral-Chakra, Solarplexus-Chakra

Kopfschmerzen: Stirn-Chakra, Kronen-Chakra

Hämorrhoiden: Wurzel-Chakra

Hüftschmerzen: Sakral-Chakra

Unfruchtbarkeit: Sakral-Chakra, Solarplexus-Chakra, Wurzel-Chakra

Kieferschmerzen: Hals-Chakra

Beinschmerzen: Wurzel-Chakra, Solarplexus-Chakra

Einsamkeit: Herz-Chakra

Nackenschmerzen: Hals-Chakra

Nervensystem-Erkrankungen: Stirn-Chakra

Panik-Attacken: Herz-Chakra, Solarplexus-Chakra, Wurzel-Chakra

Ischias-Schmerzen: Wurzel-Chakra, Sakral-Chakra

Selbsthass: Herz-Chakra, Wurzel-Chakra, Solarplexus-Chakra

Sexueller Missbrauch: Sakral-Chakra, Wurzel-Chakra, Solarplexus-Chakra, Hals-Chakra

Sexualkrankheiten: Sakral-Chakra

Schamgefühl, Schamerkrankung: Sakral-Chakra, Solarplexus-Chakra

Nebenhöhlen-Krankheit: Stirn-Chakra

Hauterkrankungen: Kronen-Chakra

Magenschmerzen: Solarplexus-Chakra

Trennung von sich selbst und anderen (sich getrennt fühlen): Herz-Chakra

Stress: Wurzel-Chakra; weitere Chakren können betroffen sein:

- Stress, sich allein und getrennt zu fühlen: Kronen-Chakra
- Stress, mit dem Leben nicht zurecht zu kommen: Stirn-Chakra
- Stress, sich nicht richtig ausdrücken zu können: Hals-Chakra
- Stress wegen einer Trennung: Herz-Chakra
- Stress wegen Mangel an Selbstwertgefühl: Solarplexus-Chakra
- Stress wegen aufgestauter Emotionen oder sich nicht kreativ oder sexuell ausdrücken zu können: Sakral-Chakra
- Stress, dass die Grundbedürfnisse nicht erfüllt sind: Wurzel-Chakra

Schilddrüsen-Erkrankung: Hals-Chakra

Sucht: hauptsächlich Hals-Chakra; aber alle anderen Chakren sind mitbetroffen

Uterus-Fibroide und Zysten: Sakral Chakra

Trauer: Herz-Chakra

Zorn: Wurzel-Chakra, aber anderen Chakren sind mitbetroffen

Teil 3: METHODEN ZUR CHAKRA-HEILUNG

Es gibt eine Vielzahl an Methoden, um seine Chakren zu heilen. Hierzu gehören Meditation und Visualisierung, die Änderung von Gewohnheiten, das Praktizieren von Yoga, die Verwendung von Heilsteinen und ätherischen Ölen, das Hören von binauralen Beats und die Unterstützung durch bestimmte Nahrungsmittel.

Jede hat seine eigenen Vorzüge und daher stelle ich hier auch verschiedene Möglichkeiten vor, so dass du die für dich geeignete Methode wählen kannst, mit der du am besten zurechtkommst.

Wenn du physische Probleme hast, kann es sinnvoll sein, mit einer entsprechenden Ernährung oder auch mit Yoga zu beginnen. Unter Umständen kann auch die Akupunktur großartige Hilfe leisten.

Bei psychischen und seelischen Befindlichkeiten sind eher Meditationen, Heilsteine und ätherische Öle die erste Wahl.

MEDITATION

Meditation ist eine geistige Übung, um den Geist zu schulen, ihn zu beruhigen und zu seiner Quelle zurück zu bringen. Es bedeutet, alles loszulassen, seien es Ereignisse und Ärger aus der Vergangenheit oder Wünsche und Pläne für die Zukunft, sondern einzig den gegenwärtigen Moment zu akzeptieren und in völliger Ruhe zu verweilen.

Die regelmäßige Praxis von Meditation hilft, das eigene Bewusstsein zu transformieren, einen inneren Frieden zu finden und geistige Klarheit zu bekommen, sich zu erden und besser zu konzentrieren.

Erreicht wird dies in der Meditation durch Fokussierung auf ein bestimmtes Objekt, den eigenen Körper, den eigenen Atem, ein Mantra oder ein anderes Werkzeug. Dadurch hören die Gedanken auf zu wandern und sich in Emotionen zu verlieren.

Meditation kann auch Visualisierungen beinhalten, bei denen du dir ein bestimmtes Bild im Geist vorstellst, wie beispielsweise Farben oder einen Energiefluss, der in einem Chakra fließt. Dies wiederum hilft, dich mit deinen Chakren zu verbinden und sie zu stärken.

Durch Meditation erlernst du auch die Fähigkeit, Gedanken und Emotionen zwar zu beobachten, aber ohne sie zu beurteilen. Gerade wenn es schmerzende Gedanken sind und du anfängst, sie emotionslos aus einem gewissen Abstand heraus zu beobachten, bringt dies viel Ruhe und auch Mitgefühl in dein tägliches Leben. Diese Fähigkeit wird Achtsamkeit genannt und sie ist ein sehr mächtiges Werkzeug.

Meditieren kannst du sowohl im Sitzen, im Liegen, aber auch im Gehen, beim Malen oder Musizieren. Wem das längere Sitzen auf dem Boden Schwierigkeiten bereitet, kann sich auch auf einen Stuhl setzen. Wichtig ist die aufrechte Haltung.

Ich werde dir später spezielle Meditationen vorstellen, die geeignet sind, um die einzelnen Chakren zu heilen. Du brauchst nicht länger als 5 bis 10 Minuten hierfür. Auch für den Chakra-Ausgleich sind Meditationen erforderlich. Diese werden etwas länger dauern - aber wenn die Chakren erst einmal ausgeglichen sind, bedarf es nur noch eines gelegentlichen Ausgleichs.

Der Vorteil von Meditation ist, dass du sie nahezu jederzeit und an jedem Ort durchführen kannst und keine Hilfsmittel brauchst. Außerdem bekommst du eine tiefere Verbindung zu deinem Selbst, was dir hilft zu einem höheren Bewusstsein zu gelangen. Meditation erhöht auch die Fähigkeit zur Selbstheilung und schafft mehr Achtsamkeit, was sich als Frieden im gesamten Leben widerspiegelt.

Es ist völlig normal, dass es eine Zeitlang dauern wird, bis Du Meditation in deinen Alltag integriert hast - selbst wenn es nur 5 bis 10 Minuten in Anspruch nimmt. Dein eigener Verstand wird dir dabei immer wieder einen Streich spielen und versuchen, dich von einer Meditation abzulenken, üblicherweise indem er dir vermeintlich wichtigere Aufgaben des Tages ins Gedächtnis ruft, oder Gedanken an das nächste Essen oder an deine finanzielle Situation. Man spricht dabei auch von dem sog. "*Monkey mind*", dem Affen im Kopf, der ununterbrochen plappert. Mache dir deswegen keine Sorgen - anderen geht es genauso. Habe einfach Geduld mit dir und mit der Zeit wirst du deinen Tag nicht mehr ohne Meditation verbringen wollen.

GEWOHNHEITEN ÄNDERN

Und damit sind wir bei dem Thema "Gewohnheiten". Indem du mit alten schlechten Gewohnheiten brichst und sie durch neue gesündere Gewohnheiten ersetzt, kannst du deine Chakren heilen.

Änderungen des eigenen Verhaltens und Lebensstils haben einen großen Einfluss auf unser Leben. Indem wir ungünstige Alltagsmuster erkennen, nach denen wir mitunter jahrelang gelebt haben, und sie durchbrechen, hat dies eine große Auswirkung auf unsere Chakren und unsere Lebensenergie.

Der erste Schritt dabei ist das Erkennen solcher negativen Muster. Sobald sie uns bewusst sind, können wir auch unser Verhalten ändern.

Beispielsweise stellst du fest, dass du in einer Beziehung nie deine eigenen Wünsche und Bedürfnisse ausdrückst. Dies könnte ein Hinweis auf ein blockiertes Hals-Chakra sein. Wenn du bei der nächsten heftigen Auseinandersetzung wieder feststellst, dass du dich selbst zum Schweigen zwingst, solltest du innehalten und dich fragen, wie du anders reagieren könntest. Jede neue Reaktion von dir wird dich deinem Ziel ein Stück näherbringen. Vielleicht versuchst du deinem Partner mitzuteilen, wie du dich in der heftigen

Auseinandersetzung gerade gefühlt hast. Auf diese Weise wird das Schweige-Muster in deinem Hals-Chakra überwunden. Außerdem siehst du dich selbst nicht mehr als jemanden, der immer seinen Mund hält, sondern als jemanden, der versucht, konstruktiv zu kommunizieren.

Der Vorteil an dieser Methode ist, dass es tatsächlich funktioniert. Und es bringt positive gesunde Ergebnisse, selbst wenn man noch nicht vollständig mit seinem Chakra-System verbunden ist. Allerdings bedarf das Ändern alter Muster der Geduld und Wiederholung, solange bis die neuen Gewohnheiten die alten abgelöst haben.

YOGA

Es gibt eine Vielzahl an Yoga-Stilen. Die hierzulande geläufigste Form ist die in Verbindung mit sog. Asanas (Körperstellungen) und Atemübungen zur Stärkung und zur Selbsttransformation auf körperlicher, geistiger und spiritueller Ebene.

Bei dem Üben von yogischen Asanas verbindet sich unser Geist mit unserem Körper. Viele Yoga-Stellungen helfen dabei, dass zunächst einmal der physische Körper in einer guten Verfassung ist. Dadurch funktioniert das Energiesystem samt der Chakren erheblich besser. Beim Praktizieren von Yoga-Asanas bewegen wir unseren Körper in verschiedene Körperhaltungen und verbleiben in dieser Pose für einen gewissen Zeitraum. Gleichzeitig kontrollieren wir unsere Atmung auf unterschiedliche Weise, sodass Energie im ganzen Körper zirkulieren kann und üben uns in Achtsamkeit. Manche Yoga-Stile sind besonders nützlich zum Ausgleich der Chakren. Hierzu zählt *Kundalini Yoga*. Hier werden bestimmte Körperhaltungen verbunden mit dem sog. *Chanting* (Rezitieren ausgewählter Texte aus den Veden), mit Atemtechniken und mit Meditation, um die Kundalini Energie zu erwecken, die durch unsere Chakren fließt.

Manche Yogastellungen sind eher für Fortgeschrittene oder eher sportliche Menschen geeignet. Aber es gibt eine

Vielzahl an Stellungen, mit denen jeder Anfänger beginnen kann.

Durch Yoga gelangt lebenswichtige Lebenskraft in die Chakren, es schafft Bewusstsein und öffnet die Chakren. Es hilft dabei, uns mit unserem Körper zu verbinden und zu erden und ist besonders hilfreich für all die, die etwas “kopflastig” oder beruflich mit geistigen Tätigkeiten beschäftigt sind. Darüber hinaus schafft es ein gutes Körperbewusstsein und ist ideal für ein gutes Stressmanagement.

HEILSTEINE

Heilsteine können unsere physische und psychische Gesundheit, unsere Empfindungen und Gedanken und unser Handeln positiv beeinflussen, wenn wir mit ihnen in Resonanz sind. Sie können auch verwendet werden, um unsere Chakren auszugleichen. Die mineralogischen Zusammenhänge ihrer Heilwirkung sind mittlerweile wissenschaftlich erforscht und bekannt. Prinzipiell basiert diese Wirkung auf Basis unserer Selbstheilungskräfte

Steine senden energetische Schwingungen aus, die aufgrund ihrer Beständigkeit meist auch sehr konstant in ihrer Information sind. Wenn ein Stein mit unserem Körper in Berührung kommt, nehmen wir die in ihm enthaltenen Informationen auf. Jeder Heilstein hat sein spezifisches Schwingungsmuster und beeinflusst daher unterschiedlich unseren energetischen und physischen Körper.

"Ergebnisse aus der biochemischen Forschung weisen nach, dass Ausstrahlungen zur Kommunikation dienen. Jeder Zellkern sendet Photonen in hoher Intensität aus und kommuniziert so mit den umliegenden Zellen. So wird im Organismus der Stoffwechsel, die Entwicklung von Zellen, Geweben und Organen koordiniert. Dieser Vorgang vollzieht sich über das Licht als Informationsträger."

(http://www.kosmoton.com/Die-innere-Ordnung-der-Steine.270.0.html)

Durch Heilsteine können wir die natürliche Energie der Erde in uns aufnehmen und unsere eigenen Energien damit stärken, sodass unser Körper wieder in sein Gleichgewicht kommt, geheilt wird und letztendlich auch unser Bewusstsein angehoben wird.

Man kann mit einem Heilstein sehr unterschiedlich arbeiten, sei es, dass er nah am Körper getragen wird, sodass seine energetische Frequenz den ganzen Tag über auf uns einwirken kann. Eine andere Möglichkeit ist, besonders bei der Chakren-Heilung, dass man sich hierzu an einen angenehmen Ort hinlegt und bestimmte Steine auf die einzelnen Chakren legt, während man einfach seine Gedanken zur Ruhe kommen lässt. Auch während einer Meditation lassen sich Heilsteine gut verwenden, indem man sie in die linke Hand (nehmende Hand) nimmt, um so die heilenden Schwingungen zu empfangen. Ihre heilende Energie lässt sich durch ihr Pulsieren leicht in der Hand spüren, wenn man einen Heilstein hat, der genau passend zu seinem spezifischen Anliegen ist. Manchmal kann es etwas dauern, bis man den richtigen Heilstein für sich gefunden hat - aber es ist der Mühe wert.

ÄTHERISCHE ÖLE

Bereits seit Jahrtausenden werden die duftenden Essenzen von Pflanzen für Heilzwecke verwendet, die als winzige Öltropfen in Pflanzenteilchen in unterschiedlich großen Mengen eingelagert sind. Sie sind leicht flüchtig, wie der Name "ätherisch" schon vermuten lässt.

Ätherische Öle wirken weit mehr als nur über die Nase. Während der Geruchssinn bereits nach einer viertel Stunde ermüdet ist, wirken sie auch direkt auf das Gehirn und beeinflussen hierüber psychische, emotionale und physische Mechanismen, die uns steuern, ohne dass uns dies bewusst ist.

Ätherische Öle sind sehr effektiv zur Heilung der Chakren. Sie wirken direkt auf unseren physischen und energetischen Körper und schaffen eine Heilung auf mehreren Ebenen. Sie haben die Kraft, Blockaden in den Chakren aufzulösen. Wichtig bei ätherischen Ölen ist immer ihre Qualität. Sie sollten sehr hochwertig sein, ansonsten haben sie keine Wirkung. Letztendlich merkt man das an seinem Preis. Dafür genügen auch nur wenige Tropfen (5-6 Tropfen). Mische diese am besten mit einem Trägeröl, damit du es dann mit einem Wattebausch an der Stelle des jeweiligen Chakras einmassieren kannst. Ein gutes Trägeröl ist beispielsweise Jojoba-Öl. Mit einer Meditation lässt sich die Heilwirkung noch verstärken.

ERNÄHRUNG

Lebensmittel dienen nicht nur zur Aufrechterhaltung unserer körperlichen Funktionen, sondern geben dem Körper all seine lebensnotwendigen Energien. Über dein tägliches Essen und Trinken kannst du - zumindest in gewissem Maße - deine Chakren positiv beeinflussen. Wichtig ist daher auf eine gesunde Ernährung zu achten, mit möglichst unbehandeltem Obst und Gemüse, wenig Zucker und Weißmehl, Milch und Gluten, keinen Zusatzstoffen, nicht verarbeiteten Lebensmittel, möglichst naturbelassenen Nährstoffen usw. Je organischer deine Lebensmittel sind, umso mehr Energie führst du deinem physischen und deinem energetischen Körper zu.

Die meisten wissen zwar, was es heißt, sich gesund und organisch zu ernähren. Oftmals schreckt allerdings der höhere Preis für solche Lebensmittel ab und die Mühe, sich das Essen selbst zuzubereiten anstatt auf bequemes Fast Food zurück zu greifen. Dennoch ist es wichtig sich immer vor Augen zu halten, dass gesundes Essen die Voraussetzung ist für gesunde Organe, das Zell- und Muskelwachstum, die Knochen, Sehnen und Gelenke, und nicht zuletzt für die geistigen und mentalen Funktionen.

Zur Heilung der Chakren kann man bestimmte Lebensmittel verstärkt essen. So wird beispielsweise empfohlen, dass das Wurzel-Chakra mit Hilfe von erdenden Gemüsesorten, wie Rüben, Kartoffeln, Zwiebeln und Kohlrabi und Saaten, wie Kürbiskernen, Sonnenblumen- und Pinienkernen besonders gekräftigt wird. Da Nahrung aber auf alle Chakren einen Einfluss hat, ist es einfacher, sich generell gesund und organisch zu ernähren, da dies vorteilhaft für alle Chakren ist.

BINAURALE BEATS

Binaurale Beats sind heilende Klänge. Es ist eine akustische Methode, um über das neuronale System Blockaden und Funktionsstörungen der Chakren zu heilen.

Binaurale Beats sind Töne, die dann im Gehirn entstehen, wenn zwei Frequenzen, die leicht unterschiedlich sind, gleichzeitig abgespielt werden. Es entsteht dabei eine Differenz der Töne, die auch Schwebung genannt wird. Dies tritt aber nur dann auf, wenn der Frequenzunterschied unterhalb von 30 Hz liegt. Bei größeren Unterschieden würde das Ohr den schiefen Ton bemerken.

Binaurale Beats sind wissenschaftlich bereits seit über 100 Jahren erforscht und kein Placebo-Effekt. Bislang sind bis auf Kopfschmerzen oder kurzzeitigem Schwindelgefühl keinerlei Nebenwirkungen festgestellt worden. Sie werden zur neurologischen Programmierung verwendet. Hierbei werden die Hemisphären synchronisiert und in eine gleichmäßige Struktur gebracht.

Bei regelmäßiger Anwendung lassen sich binaurale Beats für unterschiedliche Zwecke anwenden, sei es für ein gesteigertes Selbstwertgefühl, um die Sehkraft zu verbessern, die Konzentrationsfähig- und Lernfähigkeit zu steigern, die Kreativität zu erhöhen, einen besseren Schlaf, Glücksgefühle,

Haarwuchs, gegen Allergien und Depressionen, Anti-Aging, für eine verbesserte Intuition und Wahrnehmung und vieles mehr. Auch die Chakren lassen sich über binaurale Beats reinigen und Blockaden lösen.

Am besten verwendet man hierfür einen geschlossenen Kopfhörer.

Mehr Informationen findest du beispielsweise unter http://www.binauralbeats.de/ oder unter http://www.gehirnkicker.de/

VOKALVIBRATION

Die Methode der Vokalvibration stammt aus der Atemtherapie. Jeder Vokal verursacht eine bestimmte Schwingung, die in unterschiedliche Körperbereiche hineinschwingt. Vokale wie "O" oder "U" schwingen in den Bauchraum und Beckenbereich, während Vokale wie "I" im Kopf spürbar sind. Bis auf das Kronen-Chakra gibt es für jedes Chakra einen bestimmten Vokal, der es gezielt anspricht und es aktiviert.

Du musst die Vokale nicht laut singen, es genügt eine leise bis mittlere Lautstärke, um ihre Wirkung zu spüren.

Du kannst es mit einer Meditation verbinden und den Vokal möglichst langgestreckt erklingen lassen. Strenge dich dabei aber nicht an, sondern bleibe völlig relaxt und spüre die Vibrationen im jeweiligen Chakra. Zur Unterstützung kannst du eine oder beide Hände auf das Chakra legen.

Die Vokalvibration sollte mindestens 3 Minuten lang und 2 Mal täglich durchgeführt werden.

AFFIRMATIONEN

Die Methode der Affirmation stammt aus den Schulen des positiven Denkens. Es ist eine Form der Autosuggestion, bei der durch bejahende Kraftsätze positive Veränderungen in Körper, Geist und Seele herbeigeführt werden. Dabei wird das Unterbewusstsein gezielt programmiert.

Wichtig ist, dass die Kraftsätze immer positiv formuliert werden. Sie sollten kurz und prägnant sein und mehrmals am Tag (10 Mal und öfter) innerlich oder leise geflüstert wiederholt werden. Am besten ist es, wenn die Worte langsam und gedehnt gesprochen werden, sodass das Unterbewusstsein die Worte einfach annehmen kann. Hilfreich ist es auch, sich die Sätze aufzuschreiben und an verschiedene Orte, an denen man sich tagsüber öfter befindet, zu befestigen (z.B. am Badezimmerspiegel, im Auto, am Computer, auf dem Schreibtisch etc.).

WEITERE HEILMETHODEN

REIKI

Reiki ist eine weitere fantastische Möglichkeit, universelle Lebensenergie ("Reiki", japanisch) in die Chakren einfließen zu lassen, sie zu reinigen und zu heilen. Je mehr Lebensenergic wir in uns aufnehmen und unseren Körper damit füllen, umso harmonischer und kraftvoller fühlen wir uns.

Reiki ist eine Form des Handauflegens, bei der Reiki-Energie kanalisiert und weitergeleitet wird. Um Reiki zu empfangen, benötigt man eine Person, die Reiki geben darf und in Reiki "eingeweiht" wurde.

Man kann sich bei einem ausgebildeten in den 1. Reikigrad einweihen lassen und ist dann in der Lage, sich selbst zu behandeln, d.h. sich selbst Reiki zu geben und so seine Chakren zu reinigen. Der Vorteil einer Reiki-Weihe ist zudem, dass der Reiki-Kanal, der am meisten verstopft ist, gereinigt wird, da der Lehrer üblicherweise bei einer Reiki-Weihe seinem Schüler Reiki gibt. Außerdem erfährt der Schüler, welche Chakren bei ihm womöglich blockiert sind. Ein guter Reiki-Lehrer spürt dies und bespricht es mit dem Schüler nach der Reiki-Behandlung.

Bei der Reinigung der Chakren durch Reiki werden sowohl die Chakren als auch die feinstofflichen Bereiche der Aura gereinigt. Dies ermöglicht ein stärkeres Fließen der Lebenskraft. Gleichzeitig öffnet sich das innere Wesen eines Selbst und man erfährt "das Außen" in einer ganz neuen Weise, als würde man mit neuen Augen sehen können.

Der Nachteil dieser Methode ist, dass es einer Einweihung bedarf, um sich selbst zu behandeln. Üblicherweise dauert dies 2 Tage und kostet ca. 200 Euro.

Es werden auch "Fern-Einweihungen angeboten, die wesentlich günstiger sind. Davon möchte ich dir aber abraten. Zum einen ist dies nach dem Reiki-Kodex den Lehrern untersagt. Zum anderen kommst du als Schüler nicht in den Genuss der eigenen Reiki-Behandlung; du erhältst kein Feedback, ob du die Ausführung korrekt machst; du erfährst nicht, ob deine eigenen Chakren blockiert sind. Zudem ermöglichen manche Lehrer auch, sich im Anschluss an die Einweihung mit anderen Reiki-Praktizierenden weiter auszutauschen, um weitere Fragen zu klären, was oftmals sehr hilfreich ist. Bei einer Fern-Einweihung erhältst du lediglich die Inhalte in elektronischer Form (E-Books, Videokurs) oder in Schriftform, du bekommst eine Urkunde zugeschickt und zahlst dafür einen bestimmten Geldbetrag. Dies entspricht nicht dem Reiki nach der japanischen Tradition.

AKUPUNKTUR

Akupunktur ist eine weitere traditionelle Heilmethode, bei der feine Nadeln in Körperregionen gestochen werden. Diese Regionen bzw. Akupunkturpunkte liegen entlang der sogenannten *Meridiane* und bewirken eine Regulierung der Energieflüsse. Bis heute besteht Uneinigkeit darüber, ob mittels Akupunktur die Chakren direkt geheilt werden können. Letztendlich wird durch die Akupunktur das Chi, die Lebensenergie, bewegt. Es bedarf einer hierzu lizenzierten und sehr erfahrenen Person, die eine Akupunktur vornimmt. Die Ausbildung zum Akupunkteur dauert in China ca. 8 Jahre. Es ist daher nicht etwas, was in einem Wochenendworkshop erlernbar ist. Wenn Du dir Hilfe bei einem Akupunkteur suchst, dann achte sehr gut darauf, was für eine Ausbildung bzw. wieviel Erfahrungen er bzw. sie hat. Für die Eigenbehandlung ist Akupunktur nicht geeignet.

TEIL 4: REINIGUNG UND HEILUNG DER CHAKREN

Im Folgenden erfährst du, wie du jedes der 7 Hauptchakren einzeln sowie mehrere Chakren gleichzeitig reinigen und heilen kannst. Dabei zeige ich dir die jeweilige **Meditation**, die **Heilsteine**, die **ätherischen Öle** und **Yoga-Übungen** (Asanas), die für die Reinigung und Heilung des Chakras geeignet sind. Zusätzlich gebe ich dir weitere Tipps, wie beispielsweise zur **Ernährung**, zur **Vokalvibration** und den **binauralen Beats**.

Suche dir aus diesen Methoden die aus, die dir am sympathischsten ist und mit der du am besten umgehen kannst. Manche Menschen reagieren am besten auf Gerüche - für die sind ätherische Öle die erste Wahl. Für den haptischen Typus empfehlen sich die Heilsteine. Für auditive Wahrnehmungstypen könnten die binauralen Beats gut geeignet sein. Wer sich gern sportlich betätigt und über seinen physischen Körper einen Bezug zu seinem Inneren bekommt, der sollte die Yoga-Übungen machen. Die Meditationen möchte ich jedem empfehlen, allein aufgrund der Vielzahl ihrer gesundheitlichen und mentalen Vorteile.

Wenn du nicht weißt, welche Chakren bei dir nicht optimal sind, sei es, dass sie blockiert oder dass sie überaktiv sind, dann empfehle ich dir die Methoden zur Reinigung und Heilung aller Chakren und im Anschluss daran den Chakren-Ausgleich.

Eine weitere Möglichkeit zu erfahren, welche Chakren einer besonderen Behandlung bedürfen, ist, dass du dir beispielsweise einmal Reiki von einem erfahrenen Reiki-Therapeuten geben lässt und er dir die betroffenen Chakren nennt; oder dass du dich selbst in Reiki einweihen lässt (1. Reiki Grad) und dabei von möglichen Blockaden erfährst; oder dass du anhand deiner körperlichen oder psychischen Beschwerden die betroffenen Chakren selbst erkennst.

Wenn ein oder mehrere Chakren blockiert sind, sind meist anderen Chakren überaktiv, um die Inaktivität auszugleichen. Es ist nicht notwendig, dass du zuerst blockierte Chakren öffnest und anschließend überaktive Chakren weniger aktiv machst. Sobald blockierte Chakren geöffnet sind, kann die Energie wieder ungehindert fließen, sodass die überaktiven Chakren keine gesonderte Behandlung benötigen.

WURZELCHAKRA

Ein gesundes und gut funktionierendes Wurzel-Chakra sorgt dafür, dass du dich sicher fühlst, dass du geerdet bist, dass deine Grundbedürfnisse erfüllt werden, dass du keine Angst vor dem Leben hast, dass du auf deine Instinkte vertraust und du dich mit deiner Familie und Umgebung verbunden fühlst. Auch wenn die höheren Chakren oftmals im Mittelpunkt stehen zur Erlangung eines höheren Bewusstseins, so ist das Wurzel-Chakra die Basis für eine spirituelle Evolution. Die Kraft der Kundalini kann nicht aufsteigen, wenn das Wurzel-Chakra blockiert ist.

Das Wurzel-Chakra verbindet uns mit unserem physischen Körper, den Erd-Energien und unserer Vitalität, ohne die ein Vorankommen im hiesigen Leben nur schwer möglich ist.

Durch die Öffnung, Reinigung und Heilung des Wurzel-Chakras lösen wir uns von existentiellen Ängsten und geben uns dem Fluss des Lebens hin, fühlen uns geborgener und sicherer, vitaler, präsenter und stabiler.

Gründe für ein blockiertes Wurzel-Chakra liegen manchmal in den ersten Lebensjahren (1.-3 Lebensjahr) - möglicherweise gab es im Elternhaus finanzielle Sorgen oder Existenzängste, die sich übertragen haben; oftmals liegt aber auch ein traumatisches Erlebnis aus einer späteren Zeit im Leben vor, das für die Ängste verantwortlich ist.

Die nachfolgenden Methoden werden dir helfen, dich mit diesem Chakra und seiner Energie zu verbinden, sodass du dich seiner Weisheit öffnen kannst.

MEDITATION FÜR DAS WURZEL-CHAKRA

- Setze dich auf einen Stuhl oder auf ein Meditationskissen und schließe die Augen. Lege deine Hände mit den Handflächen nach oben auf deine Oberschenkel. Wenn du möchtest, kannst du dich auch hinlegen und eine Hand auf dein Herz und die andere auf dein Schambein legen.

- Nun verbinde dich **gedanklich** mit dem Wurzel-Chakra, also den Bereich zwischen Genitalien und Anus. Unterstützend kannst du mit den Fingern leicht auf das Wurzel-Chakra klopfen oder es in kreisförmigen Bewegungen massieren, um es dir bewusst zu machen. Konzentriere dich darauf, wofür das Wurzel-Chakra steht und welche Bedeutung es für dein Leben hat.

- Nun stelle dir etwas vor, dass dein Herz mit **purer Liebe** erfüllt. Vielleicht stellst du dir eine bestimmte Person vor oder ein Fabelwesen, einen Engel, ein Tier - etwas, was dein Herz mit Liebe erfüllt.

- Dann nehme drei langsame tiefe Atemzüge (Ein- und Ausatmen durch die Nase): bei jedem **Einatmen** stelle dir vor, wie dein Atem den Bereich zwischen den Genitalien und dem Anus energetisiert.

- Bei jedem **Ausatmen** stelle dir vor, wie du alles in diesem Bereich loslässt - ob dies Schmerzen oder Ängste sind oder auch deine eigenen Erwartungshaltungen, was du jetzt bei dieser Meditation fühlen solltest - und schicke pure Liebe dorthin. Öffne dich in die Schwerkraft hinein. Dies führt zu einer Öffnung des Wurzel-Chakras, so dass der abwärts gerichtete Energiefluss wieder ungehindert fließen kann.

- Da das Wurzel-Chakra mit der **Farbe Rot** (steht für Vitalität und Tatkraft) verbunden ist, stelle dir nun vor, wie du weiß-goldenes Licht in dein Kronen-Chakra einatmest und leuchtend rotes Licht in dein Wurzel-Chakra schickst, das pulsiert und mit jedem Atemzug weiterwächst. Wiederhole dies die nächsten 3 bis 5 Minuten, und schicke weiter rotes Licht in Richtung des Endes deiner Wirbelsäule zum Steißbein.

- Wenn du möchtest, chante den **Klang "LAM"**, den du still aber klar dazu singen kannst.

- Wenn du ein Gefühl von **Bewusstheit** in dem Bereich um das Schambein, vielleicht ein Pulsieren unterhalb der Hüften oder sogar weiter unten an den Füßen hast, dann hast du dich mit deinem Wurzel-Chakra verbunden.

- Wenn dein Zustand sehr tief und ruhig ist, frage das Chakra, was es jetzt braucht. Erlaube dir einige Atemzüge, ob du ein **Feedback** erhältst. Dies kann in Form von einem Bild, von Worten, einem Sound, einem Song, einem Gefühl oder einer Intuition sein. Solltest du keine Rückmeldung erhalten, dann ist das auch okay. Erzwinge nichts. Solltest du eine Rückmeldung bekommen, dann handele danach.

- Am **Ende der Meditatio**n nehme wieder 3 langsame tiefe Atemzügen und sende den Atem zu deinen Fußsohlen, um dich zu erden. Dann öffne deine Augen.

- Wiederhole dies täglich für die nächsten 21 Tage. Am besten reservierst du dir hierfür eine bestimmte Zeit (am Morgen oder am Abend). Du kannst es natürlich auch jederzeit - beispielsweise auch während eines Spaziergangs - in ähnlicher Form wiederholen.

HEILSTEINE FÜR DAS WURZEL-CHAKRA

Die folgenden Heilsteine treten mit dem Wurzel-Chakra in Resonanz:

- Rubin
- Feuerachat / Roter Achat
- Roter Jaspis
- Hämatit
- Onyx
- Obsidian
- Schwarzer Turmalin
- Granat

Prinzipiell muss jeder Heilstein vor seiner Anwendung physisch und energetisch gereinigt und aktiviert werden. Verschiedene Methoden zur Reinigung findest du im Anhang unter Heilsteine reinigen und Heilsteine aufladen und aktivieren.

Nachdem du dir einen Heilstein ausgewählt, ihn gereinigt, aufgeladen und aktiviert hast, geht es jetzt darum, wie du ihn verwendest, um dein Wurzel-Chakra zu öffnen und zu heilen. Hier zeige ich dir hier mehrere Möglichkeiten:

Methode 1:

- Setze dich aufrecht hin und nehme den Heilstein in deine linke Hand (die nehmende Hand), so dass du die heilenden Energien des Steins empfangen kannst. Versuche dich mit dem Stein zu verbinden und ihn zu fühlen. Vielleicht merkst du ein leichtes Pochen oder Pulsieren in der Hand oder du bekommst einfach ein Bewusstsein für seine Energie. Auch wenn nichts fühlst, ist das in Ordnung. Manchmal dauert es eine Zeitlang, bevor man ein Bewusstsein für die Energie eines Steins bekommt. Also sei nicht ungeduldig. Die Arbeit mit Heilsteinen ist eine Sache der Übung.

- Bitte den Heilstein, dich mit deinem Wurzel-Chakra zu verbinden und lasse die Energien und Kräfte des Steins durch dich hindurch zu deinem Steißbein fließen. Visualisiere rotes Licht, das trichterförmig aus deinem Wurzel-Chakra heraus strahlt und sich ausweitet. Lasse zu, dass vielleicht eine Rückmeldung kommt in Form von Emotionen, Bildern, Farben, Tönen oder auch Worten.

Mitunter gelingt es sogar beim ersten Mal, dass mittels eines Heilsteins die Verbindung zu seinem Wurzel-Chakra aufgenommen werden kann. Doch selbst wenn nicht, sei beruhigt. Die Arbeit mit Heilsteinen bedarf ein wenig Übung.

Methode 2

- Lege dich auf den Rücken und platziere den Heilstein, den du für dich gewählt hast, auf dein Schambein.

- Schließe die Augen, nehme drei tiefe Atemzüge und nehme innerlich Kontakt zu deinem Wurzel-Chakra auf.

- Nehme nun die Energie des Steins in dich auf. Vielleicht fühlst du sie als ein leichtest Pulsieren oder spürst seine Energie, wie sie von deinen Hüften zu den Füßen verläuft.

- Versuche die Energie des Steins mit deiner eigenen zu verbinden und sie mit jedem Atemzug zu verstärken. Sei unbesorgt, wenn du beim ersten Mal nicht direkt etwas spürst. Mit der Zeit baust du ein Bewusstsein hierfür auf.

- Während du dich verbindest, verwende eine Affirmation zur Lösung von Blockaden und zur Heilung deines Wurzel-Chakras. Beispiele für Affirmationen für das Wurzel-Chakra findest du im folgenden Abschnitt unter “Ätherische Öle”.

Methode 3:

Trage den Heilstein an einer Goldkette oder nehme ihn mehrmals am Tag in die Hand und verbinde dich jedes Mal mit deinem Wurzel-Chakra.

ÄTHERISCHE ÖLE FÜR DAS WURZEL-CHAKRA

Folgende ätherischen Öle haben die Kraft, Blockaden im Wurzel-Chakra zu lösen und es ins Gleichgewicht zu bringen:

- Patschuli
- Vetiver
- Sandelholz
- Myrrhe

Wähle das Öl aus, das dich intuitiv am meisten anspricht und dessen Duft dir spontan am besten gefällt. Du kannst du ein einziges Öl hiervon oder eine Mischung verwenden. Wenn du dich mit der Mischung von Ölen nicht auskennst, verwende nur eine Duftnote. Du benötigst nur sehr wenige Tropfen (max. 5-6 Tropfen). Verwende am besten ein Trägeröl wie beispielsweise Jojoba-Öl oder Sesam-Öl, um es zu verteilen. Da die Haut im Bereich des Wurzel-Chakras sehr empfindlich ist, trage die Ölmischung nicht direkt auf die Haut auf, sondern verteile sie zwischen deinen Händen, sodass der Duft freigesetzt wird und atme den Duft aus deinen Handflächen zunächst tief ein. Dann lege deine Hände unterhalb deiner Hüftknochen oder lege sie mit offenen Handinnenflächen auf deinen Schamknochen - ohne direkten Hautkontakt, sodass du nur die Energie aufnimmst.

Nun versuche gedanklich eine Verbindung mit deinem Wurzel-Chakra herzustellen. Verwende hierfür eine Affirmation. Spreche die Worte langsam und entspannt aus und wiederhole sie mindestens 10 Mal.

Wurzel-Chakra-Affirmationen – Beispiele:

- Ich finde Zugang zu meinen Wurzeln, die mich in meinem Sein und meiner Existenz erden und mich sicher fühlen lassen.
- Ich lasse alle Ängste los, die mich davon abhalten, mich in meinem Leben sicher und gelassen zu fühlen.
- Ich vertraue auf die Kraft des Lebens und lasse mich von der Erde tragen.
- In meinem Körper fühle ich mich wohl und geborgen und bin offen für die Natur.
- Ich bin allen Anforderungen des Lebens gewachsen.
- Ich bin gut verwurzelt, stabil und geschützt.

YOGA FÜR DAS WURZEL-CHAKRA

Als Yoga Asanas zur Unterstützung deines Wurzel-Chakras eignen sich vorwiegend stehende Posen, mit denen du dich erdest und mehr "Bodenhaftung" bekommst. Beispiele hierzu sind

- Der Baum (Vrkshasana)
- Die Pyramide (Parsvottanasana)
- Der Stuhl (Utkatasana)
- Der Krieger 1
- Der Krieger 2

Schließe die Übungen ab mit dem **Herabschauenden Hund (Adho Mukha Svanasana).** Die Illustrationen dieser Asanas findest du im Anhang "Yoga Asanas". Nehme dir vor und nach den Übungen etwas Zeit für eine **Atemübung** (Pranayama). Setze dich hierzu 5 Minuten vorher in den Schneidersitz auf den Boden und atme mehrmals sehr tief ein und aus.

WEITERE TIPPS

ERNÄHRUNG: Wurzelgemüse wie Möhren, Kohlrabi, Pastinaken, Kartoffeln, Rettich und Radieschen.

BEWEGUNG: Spaziergänge und Wandern im Wald; barfuß auf der Wiese, auf der Erde und im Sand; Wassertreten; Yoga

MANTRA: "LAM" Beispiel: https://youtu.be/FOiuoRrZRwQ

VOKALVIBRATION: Vokalvibration mit dem Vokal "U". Atme dabei durch die Nase ein und lasse beim Ausatmen ein langgezogenes "U" ertönen. Verbinde dies mit deiner Meditation für einige Minuten und spüre in die Vibrationen bis zum Beckenboden hinein.

BINAURALE BEATS: 396 Hz - Beispiel: https://youtu.be/3ZO9MNCKUFM

SAKRAL-CHAKRA

Das Sakral-Chakra steht in Verbindung mit deinen Emotionen, deiner Kreativität und Schöpferkraft, deiner Sexualität, deinen irdischen Freuden und deiner Sinnlichkeit. Es befindet sich auf Höhe des Kreuzbeins, etwa eine Handbreit unterhalb des Bauchnabels.

Eine **Blockade** des Sakral-Chakras entsteht oft im Alter zwischen dem 3. und 8. Lebensjahr oder im Teenager-Alter, wenn der Selbstausdruck und das Ausleben der eigenen Bedürfnisse von der Umwelt blockiert und abgelehnt und schlechte Erfahrungen gemacht wurden. Störungen des Sakral-Chakras können auch auf mangelnde Zuneigung, Zärtlichkeit und körperliche Nähe zurück zu führen sein, ebenso auf unterdrückte Sexualität während der Pubertät oder auf emotional überwältigende Erlebnisse, bis hin zu Traumata wie sexuellem Missbrauch. Auch ein Kaiserschnitt kann ein traumatisches Ereignis sein und bei Frauen zu einer Störung ihres Sakral-Chakras führen.

Oft äußerst sich ein blockiertes Sakral-Chakra in Form von Erkrankungen der Geschlechtsorgane, Potenzstörungen, Eifersucht, sexuellen Problemen wie Lustlosigkeit oder Schmerzen, Menstruationsproblemen, Problemen mit Niere und Blase, Schmerzen in der Lendenwirbelsäule oder der

Hüfte, und in chronischer Müdigkeit. Ein überaktives Sakral-Chakra äußert sich in Form von Überempfindlichkeit, zu hoher Triebhaftigkeit und übermäßigen Emotionen.

Im Folgenden zeige ich Meditationen, Kristalltechniken, Anwendung mit ätherischen Ölen sowie Yoga-Asanas, sodass du dich wieder mit seiner Energie verbinden und dich seiner Weisheit öffnen kannst.

MEDITATION FÜR DAS SAKRAL-CHAKRA

- Setze dich auf einen Stuhl oder ein Meditationskissen oder lege dich hin und schließe die Augen. Lege eine Hand auf dein Herz und die andere auf dein Sakral-Chakra, etwa 5 bis 10 cm unterhalb des Bauchnabels.

- Nun verbinde dich gedanklich mit dem Sakral-Chakra am unteren Rücken. Unterstützend kannst du mit den Fingern leicht auf das Sakral-Chakra klopfen oder es in kreisförmigen Bewegungen massieren, um es dir bewusst zu machen. Konzentriere dich darauf, wofür das Sakral-Chakra steht und welche Bedeutung es für dein Leben hat.

- Stelle dir etwas vor, dass dein Herz mit purer Liebe erfüllt, eine bestimmte Person, ein Tier, ein Fabelwesen, einen Engel - etwas, was dein Herz mit Liebe erfüllt.

- Nehme drei langsame tiefe Atemzüge (Ein- und Ausatmen durch die Nase): bei jedem Einatmen stelle dir vor, wie dein Atem den Bereich um dein Sakral-Chakra energetisiert.

- Bei jedem Ausatmen stelle dir vor, wie du alles in diesem Bereich loslässt, seien es Schmerzen oder

Ängste, deine eigenen Erwartungshaltungen - und schicke pure Liebe dorthin. Öffne dich in dein Sakral-Chakra hinein und lass dich gedanklich fallen. Dies führt zu seiner Öffnung und lässt den Energiefluss wieder ungehindert fließen.

- Da das Sakral-Chakra mit der **Farbe Orange** verbunden ist, stelle dir nun vor, wie du helles goldenes Licht in dein Kronen-Chakra einatmest und eine orangefarbene Lichtsphäre in dein Sakral-Chakra schickst, die pulsiert und sich mit jedem Atemzug weiter dehnt. Wiederhole dies die nächsten 3 bis 5 Minuten, und schicke weiter leuchtendes orangefarbenes Licht zu deinem Sakral-Chakra.

- Wenn du möchtest, verbinde es mit dem **Klang "VAM"**, den du still aber klar dazu singen kannst.

- Wenn du ein Gefühl von **Bewusstheit** in dem Bereich deines Beckens hast, vielleicht ein Pulsieren in deinem unteren Bauchbereich, dann hast du dich mit deinem Sakral-Chakra verbunden.

- Wenn dein Zustand sehr tief und ruhig ist, frage das Chakra, was es jetzt braucht. Erlaube dir einige Atemzüge, ob du ein **Feedback** erhältst. Dies kann in Form von einem Bild, von Worten, einem Sound, einem Song, einem Gefühl oder einer Intuition sein. Solltest du keine Rückmeldung erhalten, dann ist das auch okay. Erzwinge nichts. Solltest du eine Rückmeldung bekommen, dann handele danach.

- Wenn du das Gefühl hast, dass dein Sakral-Chakra maximal gedehnt ist, beende die Meditation mit 3 tiefen Atemzügen.

- Spüre in dein Herz hinein, danke dem Universum und öffne die Augen.

- Wiederhole dies täglich für die nächsten 21 Tage. Am besten reservierst du dir hierfür eine bestimmte Zeit (am Morgen oder am Abend). Du kannst es natürlich auch jederzeit in deinem Alltag in ähnlicher Form wiederholen. Wichtig ist, dass du mit dir selbst geduldig bist. Wenn du einen Schmerz im Bauch verspürst, bist du womöglich zu hart. Dann lege eine Pause ein und versuche beim nächsten Mal, einfach die Energien dorthin fließen zu lassen, ohne es zu erzwingen. Wichtig ist, dass du dich nicht unter Druck setzt.

HEILSTEINE FÜR DAS SAKRAL-CHAKRA

Die folgenden Heilsteine treten mit dem Sakral-Chakra in Resonanz:

- Koralle
- Goldtopas
- Feueropal
- Turmalin (orange)
- Karneol
- Bernstein
- Mondstein

Reinige den Heilstein vor seiner Anwendung physisch und energetisch und aktiviere ihn. Verschiedene Methoden zur Reinigung findest du im Anhang unter Heilsteine reinigen und Heilsteine aufladen und aktivieren.

Methode 1:

- Setze dich aufrecht hin und nehme den Heilstein in deine linke Hand (die nehmende Hand), so dass du die heilenden Energien des Steins empfangen kannst.

- Versuche dich mit den Energien des Steins zu verbinden und ihn zu fühlen. Vielleicht merkst du ein leichtes Pochen oder Pulsieren in der Hand oder du bekommst einfach ein Bewusstsein für seine Energie. Auch wenn nichts fühlst, ist das in Ordnung. Manchmal dauert es eine Zeitlang, bevor man ein Bewusstsein für die Energie eines Steins bekommt. Also sei nicht ungeduldig. Die Arbeit mit Heilsteinen ist eine Sache der Übung.

- Bitte den Heilstein, dich mit deinem Sakral-Chakra zu verbinden und lasse die Energien und Kräfte des Steins durch dich hindurch zu deinem Becken fließen. Visualisiere orangefarbenes Licht, das trichterförmig aus deinem Sakral-Chakra heraus strahlt und sich ausweitet.

- Erlaube deinem Verstand und deinem Herzen, dass eine Rückmeldung kommt in Form von Emotionen, Erinnerungen, Bildern, Farben, Tönen oder auch Worten. Bedenke, dass die Arbeit mit Heilsteinen einer gewissen Gewöhnung bedürfen und somit nicht gleich beim ersten Mal gelingt. Dennoch wirken seine Energien, auch wenn du sie nicht direkt spürst.

Methode 2:

- Lege dich hin und lege den Heilstein auf dein Sakral-Chakra (etwa 10 cm unterhalb des Bauchnabels).

- Nehme drei tiefe Atemzüge und versuche dabei, die Energie des Steins in dich aufzunehmen. Versuche sie mit deiner eigenen zu verbinden und sie mit jedem Atemzug zu verstärken. Auch hier sei unbesorgt, wenn du beim ersten Mal nicht direkt etwas spürst. Mit der Zeit baust du ein Bewusstsein hierfür auf. Während du dich verbindest, verwende eine Affirmation zur Lösung von Blockaden und zur Heilung deines Sakral-Chakras. Beispiele für eine Affirmation findest du im folgenden Abschnitt unter “Ätherische Öle”.

Methode 3:

Trage den Heilstein an einer Goldkette oder nehme ihn mehrmals am Tag in die Hand und verbinde dich jedes Mal mit deinem Sakral-Chakra.

ÄTHERISCHE ÖLE FÜR DAS SAKRAL-CHAKRA

Die folgenden ätherischen Öle haben die Kraft, Blockaden im Sakral-Chakra zu lösen und es ins Gleichgewicht zu bringen:

- Vanille
- Zitrone
- Bitter Orange
- Ylang-Ylang
- Sandelholz

Auch hier verwende entweder ein einziges Öl oder stelle dir eine Mischung her. Du benötigst nur sehr wenige Tropfen (max. 5-6 Tropfen). Verwende am besten ein Trägeröl wie beispielsweise Jojoba-Öl, um es zu verteilen.

Verteile die Ölmischung zwischen deinen Händen, sodass der Duft freigesetzt wird. Atme den Duft aus deinen Handflächen tief ein.

Dann massiere den Bereich unterhalb deines Bauchnabels damit ein und lege dann deine Hände über dein Sakral-Chakra.

Verbinde dich nun gedanklich mit deinem Sakral-Chakra. Verwende hierfür eine Affirmation. Spreche die Worte langsam und entspannt aus und wiederhole sie mindestens 10 Mal.

Sakral-Chakra-Affirmation – Beispiele:

- Ich genieße mein Leben mit allen Sinnen.
- Ich verbinde mich mit meinen Gefühlen und Emotionen, um mich kreativ in der Welt ausdrücken.
- Ich verbinde mich mit all meiner Lebensfreude und Schaffenskraft.
- Ich lasse meiner Lebensfreude und Kreativität freien Lauf.
- Ich nehme mich mit meinem Körper, meinen Gefühlen und meiner Sinnlichkeit liebevoll an.

YOGA FÜR DAS SAKRAL-CHAKRA

Zur Unterstützung deines Sakral-Chakras eignen sich vorwiegend solche Yoga Asanas, die die Flexibilität der unteren Wirbelsäule sowie von Hüfte und Leiste erhöhen. Hierzu gehören:

- Der Herabschauender Hund (Adho Mukha Svanasana),
- die Stellung des Kindes (Balasana),
- das Glückliche Baby (Ananda Balasana),
- das Kuhgesicht (Gomukhasana),
- der Schustersitz (Baddha Konasana),
- die Taube (erster Teil; Kapotasana).

Die Illustrationen dieser Asanas findest du im Anhang "Yoga Asanas". Nehme dir vor und nach den Übungen etwas Zeit für eine **Atemübung** (Pranayama). Setze dich hierzu 5 Minuten vorher in den Schneidersitz auf den Boden und atme mehrmals sehr tief ein und aus.

WEITERE TIPPS

ERNÄHRUNG: Reinigende Früchte wie Pfirsich, Mango, Orange, Feigen, Ananas, Birne; Entwässernde Gemüse wie Gurke, Spinat, Rucola, Tomate; Entschlackende Getränke wie Wasser, Löwenzahntee

BEWEGUNG: Tanzen, bei denen die Hüfte viel zum Einsatz kommt (z.B. lateinamerikanische Tänze)

KREATIVER AUSDRUCK: Entfalte deine schöpferische Energie, beispielsweise durch Malen oder Musizieren.

SEXUELLER AUSDRUCK: Erlerne beispielsweise Tantra, um mit der Sexualität und deinen Emotionen in einen bewussteren Kontakt zu treten.

MANTRA: "VAM" - Beispiel: https://youtu.be/i_ugpQOZlt4

VOKALVIBRATION: Verwende den Vokal "O" (wie das langgezogene O in dem Wort *Boot*), um durch das Schwingungsmuster dein Sakral-Chakra anzuregen. Führe die Übung einige Minuten lang durch und am besten 2 Mal täglich durch. Konzentriere dich dabei auf die Vibrationen im Unterleib.

BINAURALE BEATS: 417 Hz - Beispiel: https://youtu.be/ojqchn2-Z10

SOLARPLEXUS-CHAKRA

Das Solarplexus-Chakra steht in Verbindung mit deinem Selbstwertgefühl, mit deiner inneren Kraft und deinem Willen, deiner Persönlichkeit und Intellekt, deinen Gedanken und Glaubenssätzen. Es befindet sich oberhalb des Bauchnabels in der Mitte des Oberbauchs auf Höhe der auslaufenden Rippenbögen. Seine Farbe ist gelb und sein Element Feuer.

Es ist zuständig für die Verarbeitung von Erfahrungen. Zu einer Blockade dieses Chakras kommt es beispielsweise durch nicht verdaute Erlebnisse oder durch zu viele negative Gedanken, die nicht verarbeitet wurden, während gleichzeitig das Selbstwertgefühl nicht gefördert wurde. Eine Blockade des Solarplexus-Chakras entsteht oft in der frühen Jugend oder im Teenageralter. Auch Versagensängste, die Angst vor Kritik und Liebesentzug können das Solarplexus-Chakra blockieren. Dies äußert sich beispielsweise in Angst und Wut, in Überforderung und Verzweiflung, mangelnder Lebensfreude, Willensschwäche und Kontrollwahn, einem Gefühl der Macht- und Wertlosigkeit bis hin zu Depressionen und Selbsthass. Betroffene Personen sind oftmals entweder aufbrausend oder werden als gleichgültig und gefühlskalt wahrgenommen, da sie ständig versuchen, ihre Gefühle unter Kontrolle zu bekommen.

Physisch kann sich ein blockiertes Solarplexus-Chakra in Kraftlosigkeit und Erschöpfungszuständen, in einer geschwächten Immunabwehr und in chronischen oder gar lebensbedrohlichen Erkrankungen bemerkbar machen.

Wird das Solarplexus-Chakra geöffnet, können unbewusste Programmierungen und Glaubenssätze eliminiert und die Erlebnisse aus dem Blickwinkel eines freien und gesunden Erwachsenen betrachtet werden.

MEDITATION FÜR DAS SOLARPLEXUS-CHAKRA

- Setze dich aufrecht auf einen Stuhl oder ein Meditationskissen oder lege dich hin. Lege eine Hand auf deine Brust in Höhe des Herz-Chakras und die andere auf dein Solarplexus-Chakra und schließe die Augen.

- Verbinde dich gedanklich mit deinem Solarplexus-Chakra. Unterstützend kannst du mit den Fingern leicht auf das Solarplexus-Chakra klopfen oder es in kreisförmigen Bewegungen massieren, um es dir bewusst zu machen.

- Stelle dir etwas vor, dass dein Herz mit purer Liebe erfüllt, eine bestimmte Person, ein Tier, ein Fabelwesen, einen Engel - etwas, was dein Herz voll mit Liebe erfüllt. Sollte es nichts geben, für das du pure Liebe empfindest, dann kannst du die heilenden Energien auch aus der Erde beziehen, indem du dir vorstellst, über ein Wurzelwerk unter dir tief mit mächtigen Erdenergien verbunden zu sein.

- Nehme drei langsame tiefe Atemzüge (Ein- und Ausatmen durch die Nase): bei jedem Einatmen stelle dir vor, wie dein Atem den Bereich um dein Solarplexus-Chakra energetisiert.

- Bei jedem Ausatmen stelle dir vor, wie du alles im Bereich des **Solarplexus loslässt**, seien es Schmerzen oder Ängste, deine eigenen Erwartungshaltungen - und schicke pure Liebe dorthin. Lass alles los, jeden Schmerz, jede Verkrampfung. Lass dich völlig fallen und entspanne dich. Dies führt zu seiner Öffnung und lässt den Energiefluss wieder ungehindert fließen.

- Stelle dir in den nächsten 5 bis 10 Minuten vor, wie du mit jedem Atemzug helles goldenes Licht in dein Kronen-Chakra einatmest und mit jeder Ausatmung eine strahlend gelbe Lichtsphäre in dein Solarplexus-Chakra schickst, die pulsiert und mit jedem Atemzug sich weiter ausdehnt.

- Wenn du möchtest, verbinde es mit dem **Klang "RAM"**, den du still aber klar dazu singen kannst.

- Wenn du ein Gefühl von **Bewusstheit** in dem Bereich deines Solarplexus hast, vielleicht ein Pulsieren spürst, dann hast du dich mit deinem Solarplexus-Chakra verbunden.

- Wenn dein Zustand sehr tief und ruhig ist, frage das Chakra, was es jetzt braucht. Erlaube dir einige

Atemzüge, ob du ein **Feedback** erhältst. Dies kann in Form von einem Bild, von Worten, einem Sound, einem Song, einem Gefühl oder einer Intuition sein. Solltest du eine Rückmeldung bekommen, dann handele danach. Solltest du keine Rückmeldung erhalten, dann ist das auch okay. Erzwinge nichts.

- Wenn dein Solarplexus-Chakra maximal gedehnt ist, beende die Meditation mit 3 tiefen Atemzügen, die du zu deinen Füßen sendest, um dich zu erden.

- Spüre in dein Herz hinein, danke dem Universum und öffne die Augen.

- Wiederhole dies täglich für die nächsten 21 Tage. Am besten reservierst du dir hierfür eine bestimmte Zeit (am Morgen oder am Abend). Du kannst es natürlich auch jederzeit in deinem Alltag in ähnlicher Form wiederholen. Wichtig ist, dass du mit dir selbst geduldig bist und dich nicht unter Druck setzt.

HEILSTEINE FÜR DAS SOLARPLEXUS-CHAKRA

Die folgenden Heilsteine treten am wirkungsvollsten mit dem Solarplexus-Chakra in Resonanz:

- Citrin
- Chrysoberyll
- Bernstein
- Gelber Topas
- Tigerauge
- Gelber Achat
- Gelber Jaspis

Wähle intuitiv deinen Heilstein aus. Vor seiner Anwendung solltest du ihn physisch und energetisch reinigen und aktivieren. Verschiedene Methoden zur Reinigung findest du im Anhang unter Heilsteine reinigen und Heilsteine aufladen und aktivieren.

Methode 1:

- Setze dich aufrecht hin und nehme den Heilstein in deine linke Hand (die nehmende Hand), so dass du die heilenden Energien des Steins empfangen kannst.

- Verbinde dich mit den Energien des Steins und versuche ihn zu erfühlen. Vielleicht merkst du ein leichtes Pochen oder Pulsieren in der Hand und bekommst ein Bewusstsein für seine Energie.

- Bitte den Heilstein, dich mit deinem Solarplexus-Chakra zu verbinden und lasse die Energien und Kräfte des Steins durch dich hindurch zu deinem Solarplexus fließen. Visualisiere gelbes Licht, das trichterförmig aus deinem Solarplexus-Chakra heraus strahlt und sich ausweitet.

- Erlaube deinem Verstand und deinem Herzen, dass eine Rückmeldung kommt in Form von Emotionen, Erinnerungen, Bildern, Farben, Tönen oder auch Worten. Bedenke, dass die Arbeit mit Heilsteinen einer gewissen Gewöhnung bedürfen und somit nicht gleich beim ersten Mal gelingt. Dennoch wirken seine Energien, auch wenn du sie nicht direkt spürst.

Methode 2:

- Lege dich hin und lege den Heilstein etwa 2 cm über den Bauchnabel.
- Nehme drei tiefe Atemzüge und nehme die Energien des Steins in dich auf.
- Verbinde sie mit deiner eigenen Energie und verstärke sie mit jedem Atemzug.
- Während du dich verbindest, verwende eine Affirmation zur Lösung von Blockaden und zur Heilung deines Solarplexus-Chakras. Beispiele für eine Affirmation findest du im folgenden Abschnitt unter "Ätherische Öle".

Methode 3

Trage den Heilstein an einer Goldkette oder nehme ihn mehrmals am Tag in die Hand und verbinde dich jedes Mal mit deinem Solarplexus-Chakra.

ÄTHERISCHE ÖLE FÜR DAS SOLARPLEXUS-CHAKRA

Die folgenden ätherischen Öle haben die Kraft, Blockaden im Solarplexus-Chakra zu lösen und es ins Gleichgewicht zu bringen:

- Zitrone
- Lavendel
- Anis
- Palisander
- Rosmarin
- Römische Kamille

In der Mischung lässt sich beispielsweise Lavendel und Anis verwenden. Du benötigst nur sehr wenige Tropfen (max. 5-6 Tropfen). Als Trägeröl eignet sich Jojoba-Öl oder Sesam-Öl.

Verteile die Ölmischung zwischen deinen Händen, sodass der Duft freigesetzt wird. Atme den Duft aus deinen Handflächen tief ein.

Dann massiere den Bereich um den Solarplexus damit ein und lege dann deine Hände darüber.

Verbinde dich nun gedanklich mit deinem Solarplexus-Chakra. Verwende hierfür eine Affirmation. Spreche die Worte langsam und entspannt aus und wiederhole sie mindestens 10 Mal.

Solarplexus-Chakra-Affirmation – Beispiele:

- Ich vertraue meinen Gefühlen und spontanen Entscheidungen.
- Ich bin vollkommen und kann jedes Ziel erreichen.
- Ich vertraue mir und nutze meine Kräfte, um die Welt positiv zu verändern.

YOGA FÜR DAS SOLARPLEXUS-CHAKRA

Jede Yoga-Asana, die viel Energie bewegt, ist vorteilhaft für das Solarplexus-Chakra. Sehr zu empfehlen ist der Sonnengruß, der aus mehreren Yoga-Asanas besteht. Weitere geeignete Yoga-Asanas sind

- die Katze
- die Kuh
- das Boot

Die Illustrationen dieser Asanas findest du im Anhang "Yoga Asanas". Nehme dir vor und nach den Übungen etwas Zeit für eine **Atemübung** (Pranayama). Setze dich hierzu 5 Minuten vorher in den Schneidersitz auf den Boden und atme mehrmals sehr tief ein und aus.

Sehr effektiv ist auch die sog. "Feueratmung" (Kapalabhati). Sie regt den Stoffwechsel an, stärkt Leber, Milz, den Verdauungstrakt, die Bauchmuskulatur und die Bauchspeicheldrüse und erzeugt viel Energie, dadurch dass der Organismus mit Sauerstoff geflutet wird. Dadurch fühlst du dich klarer und wacher.

DIE FEUERATMUNG

- Setze dich aufrecht in den Yoga Schneidersitz (Sukhasana) und schließe die Augen.

- Nehme 3 bis 8 tiefe Atemzüge (3 bis 4 Sekunden einatmen, 3 bis 4 Sekunden ausatmen) und lasse die Spannung im Körper los.

- Bei der nächsten Ausatmung atme kräftig und zügig durch die Nase aus (maximal 1/4 Sekunde). Forciere dabei die Kontraktion der Bauchmuskulatur im Bereich des Zwerchfells. (Im ausgeatmeten Zustand ist der Bauch eingezogen!).

- Die nächste Einatmung erfolgt passiv und doppelt so langsam, indem du einfach deine Bauchmuskulatur wieder entspannst.

- Wiederhole dies einige Male und kontrolliere ganz bewusst, dass sich dein Bauch nach der Kontraktion wieder entspannt bis du einen für dich angenehmen Rhythmus gefunden hast.

- Als Anfänger beginnt man mit 30 bis 40 Wiederholungen und steigert es allmählich auf 80 bis 100 Wiederholungen. Dies ist die erste Runde.

- Jetzt atme 1 bis 2 Mal normal ein und aus. Dann fülle die Lungen zu 3/4 und halte die Luft solange an, wie es für dich angenehm ist (30 bis 120 Sekunden). Konzentriere dich dabei auf den Bauchbereich.

- Nun mache die nächste Runde an Wiederholungen mit schnellen Ausatmungen (30 bis 100 Wiederholungen) - anschließend wieder eine Pause, in der du die Luft anhältst und dann eine dritte Runde.

WEITERE TIPPS

ERNÄHRUNG: Wärmende Lebensmittel: z.B. Chili, Ingwer, Zimt, schwarzer Pfeffer; Hirse, Dinkel, Hafer, Buchweizen; Kichererbsen, Linsen, Fenchel; Tee aus Ingwer und Zimt

BEWEGUNG:

- Erlerne eine Kampfkunst, um deine innere Kraft und dein Selbstbewusstsein zu stärken; komme aus deiner Komfortzone und mache Dinge, die du bislang noch nie getan hast, um mehr Vertrauen zu dir zu gewinnen und ein gesundes Selbstwertgefühl zu entwickeln; stelle dir selbst neue Herausforderungen im Leben.

- Gehe regelmäßig in die Sonne - oder zumindest nach draußen - und lade dich bewusst mit den Sonnenenergien auf.

KREATIVER AUSDRUCK: Lerne, deine Gefühle auszudrücken. Vielleicht nimmst du Schauspielunterricht oder du besuchst Seminare, um Körperausdruck und Selbstbewusstsein zu trainieren.

VOKALVIBRATION: Verwende den Vokal "O" (wie das offene O in dem Wort *Koch*). Setze dich entspannt hin, schließe die Augen und lasse deine Gedanken zur Ruhe kommen. Atme durch die Nase ein. Mit der Ausatmung lasse ein offenes “O” ertönen. Konzentriere dich dabei auf die Schwingungen im oberen Bauchbereich. Zur Unterstützung kannst du deine Hand auf deinen Solar Plexus legen. Führe die Vokalvibration für einige Minuten lang und am besten 2 Mal täglich durch.

ALLTAG: Verwende die Farbe Gelb in deiner Kleidung und/oder in deinem Zuhause.

MANTRA: “RAM” - Beispiel: https://youtu.be/kSE9hYPTa-0

BINAURALE BEATS: 528 Hz - Beispiel: https://youtu.be/MTSH6ZnpCag

HERZ-CHAKRA

Das Herz-Chakra steht für die Verbindung zu sich selbst, für Selbstliebe, Freude und Mitgefühl. Es befindet sich auf der Höhe des Herzens in der Mitte der Brust. Seine Farbe ist hellgrün und sein Element ist Luft.

Als mittleres Chakra ist es zuständig für die Verbindung der oberen mit den unteren Chakren, und für die Verbindung der materiellen und spirituellen Ebenen.

Das Herz-Chakra öffnet den Zugang zu wahrer Liebe zu allen Wesen und Erscheinungen, die weit über die eigene Persönlichkeit hinausgehen und ein universelles Bewusstsein für eine Verbundenheit mit allem entstehen lässt.

In unserem Herz-Chakra verarbeiten wir Gefühle wie Hingabe, Mitgefühl, Trauer und Schmerz und spüren die innersten Wahrheiten. Ein weit geöffnetes Herz-Chakra zeichnet sich aus durch Sanftheit, Geduld, Mitgefühl, Menschlichkeit, Liebe und Wärme. Es ist aber wichtig, dass die unteren drei Chakren ebenso geöffnet sind, da sonst die Energien des Herz-Chakras durch Wunden und bestimmte Muster verzerrt werden und das Herz nicht frei ist für ein wahres spirituelles Wachstum.

Blockaden und Störungen des Herz-Chakras

Gründe für ein blockiertes Herz-Chakra liegen oft im **Teenageralter** zwischen dem 12. und 18. Lebensjahr beim Übergang zur Erwachsenenwelt, wenn sich der heranreifende Jugendliche in seinen Veränderungen und seinem Bedürfnis nach Beziehungen abgelehnt fühlt und sich emotional zurückzieht und aus Misstrauen heraus seine Verbindung zur Außenwelt abbricht.

Blockaden des Herz-Chakras können auch **karmischer Natur** sein, wenn Verletzungen aus vergangenen Leben zu einer vollständigen Unfähigkeit führen, Liebe zu empfinden oder anzunehmen. Dies drückt sich in völliger Gleichgültigkeit und Distanziertheit aus. Dahinter verbirgt sich meist eine tiefe Angst vor erneuter Verletzung und die Angst vor Bindungen.

Physisch zeigt sich ein blockiertes Herz-Chakra in Form von Herzerkrankungen und Herzrhythmusstörungen, Schmerzen in der Brustwirbelsäule, Atemwegs- und Hauterkrankungen, erhöhtem oder niedrigem Blutdruck und zu hohen Cholesterinwerten.

Die nachfolgenden Methoden werden dir helfen, dein Herz-Chakra zu öffnen und Blockaden aufzulösen, sodass du wieder bedingungslos fühlen und spüren kannst. Sei dir dabei bewusst, dass dich ein geöffnetes Herz-Chakra auch deiner eigenen Verletzlichkeit näherbringt, da deine Schutzmechanismen eingerissen werden, die zu den Blockaden geführt haben. Die Heilung des Herz-Chakras besteht auch darin, die Natur der Liebe zu erkennen. Liebe ist nicht etwas, was du bekommst, sondern was sich in dir und durch dich offenbart. Liebe kann nur fließen, wenn du Liebe empfängst, um sie völlig absichtslos wieder zu geben. Nur so entfacht sie ihr höchstes Potential. Wenn du bereit bist, lass uns loslegen.

MEDITATION FÜR DAS HERZ-CHAKRA

- Setze dich aufrecht auf einen Stuhl oder ein Meditationskissen oder lege dich hin. Lege deine Hände über dein Herz-Chakra, um dich mit ihm zu verbinden.

- Nehme drei langsame tiefe Atemzüge (Ein- und Ausatmen durch die Nase): bei jedem Einatmen stelle dir vor, wie dein Atem deinen Brustbereich mit Energie füllt.

- Bei jedem Ausatmen stelle dir vor, wie du alles **loslässt**, seien es Schmerzen oder Ängste, deine eigenen Erwartungshaltungen, die du mit dieser Meditation verbindest. Lass dich fallen und entspanne dich. Dies führt zur Öffnung des Chakras und lässt den Energiefluss wieder ungehindert fließen.

- Verbinde dich gedanklich mit deinem Herz-Chakra. Unterstützend kannst du mit den Fingern leicht auf das Herz-Chakra klopfen oder es in kreisförmigen Bewegungen massieren, um es dir bewusst zu machen.

- Stelle dir in den nächsten 5 bis 10 Minuten vor, wie du mit jedem Atemzug weiß-goldenes Licht in dein Kronen-Chakra einatmest und mit jeder Ausatmung eine hellgrüne Lichtsphäre in dein Herz-Chakra sendest, die pulsiert und mit jedem Atemzug sich weiter ausdehnt.

- Wenn du möchtest, verbinde es mit dem **Klang "YAM"**, den du still aber klar dazu singen kannst.

- Wenn du ein Gefühl von **Bewusstheit** in dem Bereich deiner Brust hast, vielleicht ein ganz leichtes Pulsieren spürst, dann hast du dich mit deinem Herz-Chakra verbunden. Wenn du feststellst, dass sich deine Herzfrequenz unangenehm erhöht hat, dann warst du zu hart mit dir und solltest lieber eine Pause einlegen.

- Wenn dein Zustand sehr tief und ruhig ist, frage das Chakra, was es benötigt. Erlaube dir einige Atemzüge, ob du ein **Feedback** erhältst. Dies kann in Form von einem Bild, von Worten, einem Sound, einem Song, einem Gefühl oder einer Intuition sein. Solltest du eine Rückmeldung bekommen, dann handele danach. Solltest du keine Rückmeldung erhalten, dann ist das auch okay. Erzwinge nichts.

- Wenn dein Herz-Chakra maximal gedehnt ist, beende die Meditation mit 3 tiefen Atemzügen, die du zu deinen Füßen sendest, um dich zu erden.

- Spüre in dein Herz hinein, danke dem Universum und öffne die Augen.

- Wiederhole dies täglich für die nächsten 21 Tage. Am besten reservierst du dir hierfür eine bestimmte Zeit (am Morgen oder am Abend). Du kannst es natürlich auch jederzeit in deinem Alltag in ähnlicher Form wiederholen. Wichtig ist, dass du mit dir selbst geduldig bist und dich nicht unter Druck setzt.

HEILSTEINE FÜR DAS HERZ-CHAKRA

Die folgenden Heilsteine sind für das Herz-Chakra besonders wirkungsvoll:

- Rosenquarz
- Smaragd
- Grüner Turmalin
- Grüner Calcit
- Jade
- Gründer Kyanit
- Peridot

Wähle intuitiv deinen Heilstein aus. Vor seiner Anwendung solltest du ihn physisch und energetisch reinigen und aktivieren. Verschiedene Methoden zur Reinigung findest du im Anhang unter Heilsteine reinigen und Heilsteine aufladen und aktivieren.

Methode 1:

- Setze dich aufrecht hin und nehme den Heilstein in deine linke Hand (die nehmende Hand), so dass du die heilenden Energien des Steins empfangen kannst.

- Verbinde dich mit den Energien des Steins und versuche ihn zu erfühlen. Vielleicht merkst du ein leichtes Pochen oder Pulsieren in der Hand und bekommst ein Bewusstsein für seine Energie.

- Bitte den Heilstein, dich mit deinem Herz-Chakra zu verbinden und lasse die Energien und Kräfte des Steins durch dich hindurch in deinen Brustraum fließen. Fühle wie sich die Energie in deinem Herzen ausdehnt und aus deinem Herz-Chakra heraus strahlt.

- Erlaube deinem Verstand und deinem Herzen, dass ein Feedback kommt in Form von Emotionen, Erinnerungen, Bildern, Farben, Tönen oder auch Worten und handele danach. Die Arbeit mit Heilsteinen bedarf einer gewissen Gewöhnung, sodass es nicht gleich beim ersten Mal gelingen mag. Sei daher nicht ungeduldig - die Energien der Heilsteine wirken dennoch.

Methode 2:

- Lege dich hin und lege den Heilstein in die Mitte der Brust.

- Nehme drei tiefe Atemzüge und versuche dabei, die Energie des Steins in dich aufzunehmen.

- Verbinde sie mit deiner eigenen Energie und fühle wie sich die Energie in deinem Herzen ausdehnt und sich mit jedem Atemzug verstärkt.

- Verwende eine Affirmation zur Lösung von Blockaden und zur Heilung deines Herz-Chakras. Beispiele für eine Affirmation findest du im folgenden Abschnitt unter "Ätherische Öle".

Methode 3:

Trage den Heilstein an einer Goldkette oder nehme ihn mehrmals am Tag in die Hand und verbinde dich jedes Mal mit deinem Herz-Chakra.

ÄTHERISCHE ÖLE FÜR DAS HERZ-CHAKRA

Die folgenden ätherischen Öle haben die Kraft, Blockaden im Herz-Chakra zu lösen und es ins Gleichgewicht zu bringen:

- Rose oder Geranium (für Gefühl und Herz)
- Melisse (beruhigend)
- Bergamotte
- Palmarosa
- Lavendel
- Zitronenmelisse
- Ylang-Ylang

Verwende max. 5-6 Tropfen pro Öl und mische es mit einem Trägeröl wie Jojoba-Öl oder Sesam-Öl, um es zu verteilen. Verteile die Ölmischung zwischen deinen Händen, sodass der Duft freigesetzt wird. Atme den Duft aus deinen Handflächen tief ein.

Dann massiere den Bereich um dein Herz-Chakra ein damit ein und lege dann deine Hände darüber. Nehme dir ausreichend Zeit, um dich gedanklich mit deinem Herz-Chakra zu verbinden. Verbinde es mir einer Affirmation.

Spreche die Worte langsam und entspannt leise aus und wiederhole sie mindestens 10 Mal.

Herz-Chakra-Affirmation - Beispiele:

- Ich bin mit mir in liebevoller und mitfühlender Weise vollständig verbunden und zeige meine Liebe auch nach außen hin zu allen Lebewesen um mich herum. Alle Ängste, die mich davon bislang abgehalten haben, lasse ich vollständig los. Nichts hält mich mehr davon ab, Liebe zu empfangen und zu geben.
- Ich nehme mich liebevoll an so wie ich bin.
- Ich habe ein offenes mitfühlendes Herz, um Liebe zu geben und zu empfangen.
- Ich bin verbunden mit allen Lebewesen und gebe und empfange mit offenem Herzen.

YOGA FÜR DAS HERZ-CHAKRA

Um das Herz-Chakra zu öffnen, eignen sich Yoga-Asanas, die den Brustbereich öffnen. Hilfreich sind folgende Übungen:

- Das Kamel
- Der Drehsitz
- Der Adler

Die Illustrationen dieser Asanas findest du im Anhang "Yoga Asanas". Nehme dir vor und nach den Übungen etwas Zeit für eine **Atemübung** (Pranayama). Setze dich hierzu 5 Minuten vorher in den Schneidersitz auf den Boden und atme mehrmals sehr tief ein und aus.

WEITERE TIPPS

ERNÄHRUNG: Leichte Gerichte mit Reis, Salaten, gedünstetem Gemüse; viel duftende grüne Kräuter (Basilikum, Oregano, Majoran, Thymian); Tee aus Rosenblüten oder Holunderblüten; rote Äpfel, rote Beeren

FREUDE:

- Kaufe dir regelmäßig Blumen oder pflanze Blumen, wenn du die Möglichkeit dazu hast, um dein Herz zu erfreuen; besonders Rosen stehen in Resonanz mit dem Herz-Chakra.

- Zeige offen deine Liebe für die Personen, für die du eine tiefe Zuneigung empfindest.

- Höre Musik, die dein Herz anspricht.

- Baue Berührungsängste ab und traue dich, andere Menschen zu berühren und zu umarmen.

- Lasse dir Massage geben oder lerne selbst zu massieren.

ALLTAG: Integriere die Farbe Grün in deinen Alltag, beispielsweise, indem du dich oft in der Natur (Wald, Wiesen) aufhältst. Verwende die Farbe Grün auch bei deiner Kleidung und/oder deiner Wohnung.

VOKALVIBRATION: Das Herz-Chakra wird besonders gut durch den Vokal "A" angeregt. Lasse mit der Ausatmung ein "A" ertönen und spüre die Vibration im Brustraum. Zur Unterstützung kannst du deine Hand auf die Brust legen. Führe die Vokalvibration für einige Minuten lang und am besten 2 Mal täglich durch.

MANTRA: "YAM" - Beispiel: https://youtu.be/kSE9hYPTa-0

BINAURALE BEATS: 639 Hz - Beispiel: https://youtu.be/NTH3QiPVaH4

HALS-CHAKRA

Das Hals-Chakra steht dafür sich selbst auszudrücken, seine wahren Gedanken, seine wahren Gefühle und sein wahres Selbst zu kommunizieren. Es ist ein Ausdruck seiner eigenen Integrität und Authentizität und befindet sich auf der Höhe des Kehlkopfes. Seine Farbe ist hellblau und sein Element ist der Äther. Hier drückt sich unsere Individualität und Einzigartigkeit aus, sei es durch die Sprache oder durch Künste wie Malerei, Tanz, Musik, Schreiben und Schauspielerei.

Ist das Hals-Chakra weit geöffnet, zeigen wir offen unsere Gefühle, Gedanken und Ansichten, wir formulieren klar unsere Wünsche, können auch gut zuhören, lassen uns gern inspirieren und lieben es zu kommunizieren.

Blockaden des Hals-Chakras treten meist zwischen dem 16. und 21. Lebensjahr auf, wenn durch besonders schmerzliche Erfahrungen des Selbstausdrucks die Kommunikation mit der Umwelt gestört wird. Dahinter verbergen sich oft Ängste, sich zu zeigen, die Angst vor Kritik oder negativen Reaktionen.

Physisch machen sich Blockaden des Hals-Chakras bemerkbar durch Nacken- und Schulterschmerzen, Schmerzen im Mund, Kiefer, Rachen, Kehlkopf, Zähnen, Zahnfleisch,

Ohren, Nase und Schilddrüse und Nebenschilddrüse. In besonders schweren Fällen kann es auch zu Sprachstörungen wie Nuscheln oder Stottern führen.

Mit den nachfolgenden Methoden kannst du Blockaden deines Herz-Chakras auflösen. Wichtig ist es gleichzeitig, die eigene Wirklichkeit und die eigenen Lügen zu erkennen und sich von der Angst vor Kritik und negativen Reaktionen zu befreien. Hierzu werde ich dir am Ende des Kapitels einige Tipps geben, damit du dir ein größeres Spcktrum des Ausdrucks erschließen kannst.

MEDITATION FÜR DAS HALS-CHAKRA

- Setze dich aufrecht auf einen Stuhl oder ein Meditationskissen oder lege dich hin. Lege eine Hand auf deine Brust in Höhe des Herz-Chakras und die andere auf dein Hals-Chakra und schließe die Augen.

- Nehme drei langsame tiefe Atemzüge: bei jedem Einatmen stelle dir vor, wie dein Atem deinen Hals mit Energie füllt

- Bei jedem Ausatmen stelle dir vor, wie du alles **loslässt**, alle Schmerzen oder Ängste, deine eigenen Erwartungshaltungen, die du mit dieser Meditation verbindest. Lass dich fallen und entspanne dich. Dies führt zur Öffnung des Chakras und lässt den Energiefluss wieder ungehindert fließen.

- Verbinde dich gedanklich mit deinem Hals-Chakra. Unterstützend kannst du mit den Fingern leicht auf das Hals-Chakra klopfen oder es in kreisförmigen Bewegungen massieren, um es dir bewusst zu machen.

- Stelle dir in den nächsten 5 bis 10 Minuten vor, wie du mit jedem Atemzug weiß-goldenes Licht in dein

Kronen-Chakra einatmest und mit jeder Ausatmung eine hellblaue Lichtsphäre in dein Hals-Chakra sendest, die pulsiert und mit jedem Atemzug sich weiter ausdehnt.

- Wenn du möchtest, verbinde es mit dem **Klang "HAM"**, den du still aber klar dazu singen kannst.

- Wenn du ein Gefühl von **Bewusstheit** um deinem Hals spürst, vielleicht ein ganz leichtes Pulsieren, dann hast du dich mit deinem Hals-Chakra verbunden. Wenn du feststellst, dass sich deine Herzfrequenz unangenehm erhöht hat, dann warst du zu hart mit dir und solltest lieber eine Pause einlegen.

- Wenn dein Zustand sehr tief und ruhig ist, frage das Chakra, was es benötigt. Erlaube dir einige Atemzüge, ob du ein **Feedback** erhältst. Dies kann in Form von einem Bild, von Worten, einem Sound, einem Song, einem Gefühl oder einer Intuition sein. Solltest du eine Rückmeldung bekommen, dann handele danach. Solltest du keine Rückmeldung erhalten, dann ist das auch okay. Erzwinge nichts.

- Wenn dein Hals-Chakra maximal gedehnt ist, beende die Meditation mit 3 tiefen Atemzügen, die du zu deinen Füßen sendest, um dich zu erden.

- Spüre in dein Herz hinein, danke dem Universum und öffne die Augen.

- Wiederhole dies täglich für die nächsten 21 Tage. Am besten reservierst du dir hierfür eine bestimmte Zeit (am Morgen oder am Abend). Du kannst es natürlich auch jederzeit in deinem Alltag in ähnlicher Form wiederholen. Wichtig ist, dass du mit dir selbst geduldig bist und dich nicht unter Druck setzt.

HEILSTEINE FÜR DAS HALS-CHAKRA

Die folgenden Heilsteine sind für das Hals-Chakra besonders wirkungsvoll:

- Aquamarin
- Türkis
- Lapislazuli
- Blaukyanit
- Celestit
- Iolit
- Sodalit

Wähle intuitiv deinen Heilstein aus. Vor seiner Anwendung solltest du ihn physisch und energetisch reinigen und aktivieren. Verschiedene Methoden zur Reinigung findest du im Anhang unter Heilsteine reinigen und Heilsteine aufladen und aktivieren.

Methode 1:

- Setze dich aufrecht hin und nehme den Heilstein in deine linke Hand (die nehmende Hand), so dass du die heilenden Energien des Steins empfangen kannst.

- Verbinde dich mit den Energien des Steins und versuche ihn zu erfühlen. Vielleicht merkst du ein leichtes Pochen oder Pulsieren in der Hand und bekommst ein Bewusstsein für seine Energie.

- Bitte den Heilstein, dich mit deinem Hals-Chakra zu verbinden und lasse die Energien und Kräfte des Steins durch dich hindurch in deine Kehle fließen. Fühle wie sich die Energie in deinem Hals ausdehnt und aus deinem Hals-Chakra heraus strahlt.

- Erlaube deinem Verstand und deinem Herzen, dass ein Feedback kommt in Form von Emotionen, Erinnerungen, Bildern, Farben, Tönen oder auch Worten und handele danach. Die Arbeit mit Heilsteinen bedarf einer gewissen Gewöhnung, sodass es nicht gleich beim ersten Mal gelingen mag. Sei daher nicht ungeduldig - die Energien der Heilsteine wirken dennoch.

Methode 2:

- Lege dich hin und lege den Heilstein vorne auf die Basis deines Halses in die Einbuchtung.

- Nehme drei tiefe Atemzüge und versuche dabei, die Energie des Steins in dich aufzunehmen. Du kannst seine Energie an deinem Halspuls wie einen sanften

Herzschlag fühlen. Oder du fühlst, wie er sich mit deiner eigenen Energie verbindet.

- Fühle wie sich die Energie in deinem Hals-Chakra ausdehnt und es mit jedem Atemzug verstärkt.

- Verwende eine Affirmation zur Lösung von Blockaden und zur Heilung deines Hals-Chakras. Beispiele für eine Affirmation findest du im folgenden Abschnitt unter “Ätherische Öle”.

Methode 3:

Trage den Heilstein an einer Goldkette oder nehme ihn mehrmals am Tag in die Hand und verbinde dich jedes Mal mit deinem Hals-Chakra.

ÄTHERISCHE ÖLE FÜR DAS HALS-CHAKRA

Die folgenden ätherischen Öle haben die Kraft, Blockaden im Herz-Chakra zu lösen und es ins Gleichgewicht zu bringen:

- Salbei
- Myrte
- Kamille
- Weihrauch
- Lavendel
- Rosmarin
- Pfefferminze

Stelle deine eigene Ölmischung her oder verwende nur eine einzige Duftnote. Nehme max. 3 Tropfen pro Öl und mische es mit einem Trägeröl (1 EL) wie Jojoba-Öl oder Sesam-Öl, um es zu verteilen. Verteile die Ölmischung zwischen deinen Händen, sodass der Duft freigesetzt wird. Atme den Duft aus deinen Handflächen tief ein.

Dann massiere Hals und Nacken mit sanften Bewegungen ein bis das Öl eingezogen ist und lege deine Hände darüber. Nehme dir ausreichend Zeit, um dich gedanklich mit deinem Hals-Chakra zu verbinden. Verbinde es mir einer Affirmation. Spreche die Worte langsam und entspannt leise aus und wiederhole sie mindestens 10 Mal.

Hals-Chakra-Affirmation - Beispiele:

- All meine Worte, die ich spreche, kommen aus meinem Herzen und entsprechen der Wahrheit. Alle Ängste, die mich davon bislang abgehalten haben, lasse ich vollständig los. Nichts hält mich mehr davon ab, zu sagen, was ich denke und fühle. Mit meinen Worten möchte ich Gutes bewirken.

- Es fällt mir von Tag zu Tag leichter, meine ehrlichen Gedanken, Gefühle und Wünsche zu äußern.

YOGA FÜR DAS HALS-CHAKRA

Um das Hals-Chakra zu öffnen, eignen sich Yoga-Asanas, die den Nackenbereich flexibler machen. Üblicherweise gilt bei Yoga-Posen immer, dass der Kopf den Augen folgt und der Körper dem Kopf. Damit der Kopf folgen kann, muss der Nacken beweglich sein. Hilfreich sind folgende Übungen:

- Der Krieger 2
- Das Kamel
- Die Brücke
- Das Dreieck
- Der Schulterstand
- Der Pflug
- Die seitliche Winkelstellung

Die Illustrationen dieser Asanas findest du im Anhang "Yoga Asanas". Nehme dir vor und nach den Übungen etwas Zeit für eine **Atemübung** (Pranayama). Setze dich hierzu 5 Minuten vorher in den Schneidersitz auf den Boden und atme mehrmals sehr tief ein und aus.

WEITERE TIPPS

ERNÄHRUNG: Reinigende Lebensmittel (Leinsaat, Chia-Samen, Flohsamen, Hagebutten); natürliche Süßen (Honig, Apfeldicksaft, Agavendicksaft); Tees die den Hals beruhigen, wie z.B. Pfefferminztee, Kamillentee

AUSDRUCK: Verschaffe dir mehr Ausdrucksmöglichkeiten; du solltest viel singen und vielleicht einem Chor beitreten; oder mache ein Rhetoriktraining oder einen Schauspielkurs.

DEINE AUFGABE: Fange an, das zu sagen, was du meinst und meine das, was du sagst; decke die eigenen Lügen und Unaufrichtigkeiten auf und stehe zu dem, was du denkst, ohne dich um die Meinung der anderen zu kümmern.

KLEIDUNG: trage die Farbe hellblau

VOKALVIBRATION: Das Hals-Chakra wird am besten durch den Vokal "E" angeregt. Lasse mit der Ausatmung ein langgezogenes "E" ertönen und spüre die Vibration in der Kehle. Führe die Vokalvibration für einige Minuten lang und am besten 2 Mal täglich durch.

MANTRA: "HAM" - Beispiel: https://youtu.be/BZR6yuCIieo

BINAURALE BEATS: 741 Hz - Beispiel: https://youtu.be/7677maMJB1o

STIRN-CHAKRA

Das Stirn-Chakra, auch bekannt als das Dritte-Auge-Chakra, steht für das Vertrauen in die eigenen Intuitionen und innere Stimme. Es befindet sich inmitten des Kopfes auf Höhe der Augenbrauen. Seine Farbe ist indigoblau und sein Element ist der Geist.

Ist das Stirn-Chakra blockiert, äußert sich das physisch in Kopfschmerzen und Migräne oder Erkrankungen der Sinnesorgane, wie chronischer Schnupfen, Nebenhöhlenentzündungen, aber auch Gedächtnis- und neurologische Störungen. Auf seelischer Ebene führt es zu Konzentrations- und Lernschwächen und einer übertriebenen Ängstlichkeit.

Ist das Stirn-Chakra weit geöffnet, dann verfügen wir über ein hohes Vorstellungsvermögen, viel Phantasie, geistige Klarheit, gute Intuition und Erkenntnisfähigkeit bis hin zur außersinnlichen Wahrnehmung.

Neben karmischen Ursachen treten Blockaden des Stirn-Chakras zwischen dem 21. und 26. Lebensjahr auf. Bei vielen Menschen, insbesondere in unserer westlichen Welt, ist das Stirn-Chakra unterentwickelt aufgrund der Überbetonung der materiellen und der Verstandes-Welt um uns herum, während den Dingen, die nicht sicht- oder messbar sind, keine

Bedeutung beigemessen wird, was wiederum zu einem Gefühl von Orientierungs- und Sinnlosigkeit führt. Auch die westlichen Ernährungs- und Lebensgewohnheiten sind nicht förderlich für ein aktives Stirn-Chakra.

Mit den nachfolgenden Methoden kannst du Blockaden deines Stirn-Chakras auflösen. Dabei spielt besonders die Meditation eine wichtige Rolle, sodass du lernst, dich der inneren Welt zuzuwenden und dich deinen Intuitionen und deiner höheren Führung anzuvertrauen.

MEDITATION FÜR DAS STIRN-CHAKRA

- Setze dich aufrecht auf einen Stuhl oder ein Meditationskissen oder lege dich hin. Lege die Hände übereinander auf dein Herz oder alternativ lege eine Hand auf dein Herz und die andere auf die Stirn. Dann schließe die Augen.

- Nehme drei langsame tiefe Atemzüge: bei jedem Einatmen stelle dir vor, wie dein Atem deine Stirn mit Energie füllt

- Bei jedem Ausatmen stelle dir vor, wie du alles **loslässt**, alle Schmerzen oder Ängste, deine eigenen Erwartungshaltungen, die du mit dieser Meditation verbindest. Lass dich fallen und entspanne dich. Dies führt zur Öffnung des Chakras und lässt den Energiefluss wieder ungehindert fließen.

- Verbinde dich gedanklich mit deinem Stirn-Chakra. Unterstützend kannst du mit den Fingern leicht auf das Stirn-Chakra klopfen oder es in kreisförmigen Bewegungen massieren, um es dir bewusst zu machen.

- Stelle dir in den nächsten 5 bis 10 Minuten vor, wie du mit jedem Atemzug weiß-goldenes Licht in dein Kronen-Chakra einatmest und mit jeder Ausatmung eine indigoblaue Lichtsphäre in dein Stirn-Chakra sendest, die pulsiert und mit jedem Atemzug sich weiter ausdehnt.

- Wenn du möchtest, verbinde es mit dem **Klang "OM"**, den du still aber klar dazu singen kannst.

- Wenn du ein Gefühl von **Bewusstheit** um deine Stirn spürst, vielleicht ein ganz leichtes Pulsieren oder einen Druck, wie von einem Daumen, dann hast du dich mit deinem Stirn-Chakra verbunden.

- Wenn dein Zustand sehr tief und ruhig ist, frage das Chakra, was es benötigt. Erlaube dir einige Atemzüge, ob du ein **Feedback** erhältst. Dies kann in Form von einem Bild, von Worten, einem Sound, einem Song, einem Gefühl oder einer Intuition sein. Solltest du eine Rückmeldung bekommen, dann handele danach. Solltest du keine Rückmeldung erhalten, dann ist das auch okay. Erzwinge nichts.

- Wenn dein Stirn-Chakra maximal gedehnt ist, beende die Meditation mit 3 tiefen Atemzügen, die du zu deinen Füßen sendest, um dich zu erden.

- Spüre in dein Herz hinein, danke dem Universum und öffne die Augen.

- Wiederhole dies täglich für die nächsten 21 Tage. Am besten reservierst du dir hierfür eine bestimmte Zeit (am Morgen oder am Abend). Du kannst es natürlich auch jederzeit in deinem Alltag in ähnlicher Form wiederholen. Wichtig ist, dass du mit dir selbst geduldig bist und dich nicht unter Druck setzt.

HEILSTEINE FÜR DAS STIRN-CHAKRA

Die folgenden Heilsteine treten besonders mit dem Stirn-Chakra in Resonanz:

- Blauer Saphir
- Opal
- Blauer Turmalin
- Amethyst
- Lapislazuli
- Fluorit
- Kyanit
- Sternsaphir

Wähle intuitiv deinen Heilstein aus. Er sollte dunkelblaue bis violette Töne haben. Vor seiner Anwendung solltest du ihn physisch und energetisch reinigen und aktivieren. Verschiedene Methoden zur Reinigung findest du im Anhang unter Heilsteine reinigen und Heilsteine aufladen und aktivieren.

Methode 1:

- Setze dich aufrecht hin und nehme den Heilstein in deine linke Hand (die nehmende Hand), so dass du die heilenden Energien des Steins empfangen kannst.

- Verbinde dich mit den Energien des Steins und versuche ihn zu erfühlen. Vielleicht merkst du ein leichtes Pochen oder Pulsieren in der Hand und bekommst ein Bewusstsein für seine Energie.

- Bitte den Heilstein, dich mit deinem Stirn-Chakra zu verbinden und lasse die Energien und Kräfte des Steins durch dich hindurch in deine Stirn fließen. Fühle wie sich die Energie in deinem Stirn-Chakra ausdehnt und aus deinem Stirn-Chakra heraus strahlt.

- Erlaube deinem Verstand und deinem Herzen, dass ein Feedback kommt in Form von Emotionen, Erinnerungen, Bildern, Farben, Tönen oder auch Worten und handele danach. Die Arbeit mit Heilsteinen bedarf einer gewissen Gewöhnung, sodass es nicht gleich beim ersten Mal gelingen mag. Sei daher nicht ungeduldig - die Energien der Heilsteine wirken dennoch.

Methode 2:

- Lege dich auf den Rücken und lege den Heilstein in die Mitte der Stirn.
- Nehme drei tiefe Atemzüge und versuche dabei, die Energie des Steins in dich aufzunehmen und sie mit deiner eigenen Energie zu verbinden.
- Fühle wie sich die Energie in deinem Stirn-Chakra ausdehnt und es mit jedem Atemzug verstärkt und heilt.
- Verwende eine Affirmation zur Lösung von Blockaden und zur Heilung deines Stirn-Chakras. Beispiele für eine Affirmation findest du im folgenden Abschnitt unter "Ätherische Öle".

Methode 3:

Trage den Heilstein an einer Goldkette oder nehme ihn mehrmals am Tag in die Hand und verbinde dich jedes Mal mit deinem Stirn-Chakra.

ÄTHERISCHE ÖLE FÜR DAS STIRN-CHAKRA

Die folgenden ätherischen Öle haben die Kraft, Blockaden im Stirn-Chakra zu lösen und es ins Gleichgewicht zu bringen:

- Lavendel
- Sandelholz
- Weihrauch

Verwende max. 5-6 Tropfen pro Öl und mische es mit einem Trägeröl (1 EL) wie Jojoba-Öl oder Sesam-Öl, um es zu verteilen. Gebe die Ölmischung auf einen Wattebausch und verteile ihn zwischen deinen Augenbrauen. Durch die Reibung wird der Duft freigesetzt. Wenn du möchtest, kannst du auch das Öl auf deinen Handflächen verteilen und es tief einatmen.

Nehme dir ausreichend Zeit, um gedanklich eine Verbindung zu deinem Stirn-Chakra herzustellen. Verbinde es mir einer Affirmation. Spreche die Worte langsam und entspannt leise aus und wiederhole sie mindestens 10 Mal.

Beispiele für eine Stirn-Chakra-Affirmation:

- Ich nehme Kontakt mit meiner inneren Stimme auf und lasse mich von meiner Intuition leiten.

- Ich verbinde mich mit der Intelligenz meines dritten Auges und integriere meine inneren Visionen in alle Bereiche meines Lebens.

- Ich erkenne in meinem Inneren, was wesentlich ist und lasse mich davon leiten.

YOGA FÜR DAS STIRN-CHAKRA

Beim Stirn-Chakra geht es darum, Dinge aus unterschiedlichen Perspektiven wahrzunehmen. Besonders gut geeignet sich daher Posen, bei denen man seinen Körper verdreht oder die kopfüber ausgeführt werden, wie der Kopfstand oder die Vorwärtsbeuge, oder die mit einer Streckung nach rechts oben gerichtet ist.

Geeignet sind Asanas wie

- der Kopfstand (Achtung: dies ist nichts für Anfänger und sollte mit einem erfahrenen Yoga-Lehrer erlernt werden)
- der Schulterstand
- die seitliche Winkelstellung (Utthita Parsvakonasana)
- die seitliche Planke (Vasisthasana)
- die Vorwärtsbeuge (Uttanasana)

Tipp: Trage während einer Yoga-Pose eine Augenbinde und übe Pratyahara Yoga. Pratyahara bedeutet den Rückzug der Sinne. Dies hilft dir, dich mit deinem Inneren noch mehr zu verbinden.

Die Illustrationen dieser Asanas findest du im Anhang "Yoga Asanas". Nehme dir vor und nach den Übungen etwas Zeit für eine **Atemübung** (Pranayama). Setze dich hierzu 5 Minuten vorher in den Schneidersitz auf den Boden und atme mehrmals sehr tief ein und aus.

WEITERE TIPPS

ERNÄHRUNG: Dunkle Beeren wie Blaubeeren, Brombeeren, schwarze Johannisbeeren; Pflaumen, dunkle Weintrauben; Gemüse: Auberginen; Gewürze: Kurkuma und Lorbeer; Kräuter: Johanniskraut und Augentrost

ALLTAG:

- Vermeide fluoridhaltige Produkte, wie fluoridhaltige Zahnpasta, da Fluoride die Zirbeldrüse verkalkt.
- Übe dich in Fasten-Ritualen, um dich zu reinigen und entgiften.

KLEIDUNG: Integriere die Farbe dunkelblau und indigo in deine Garderobe und/oder deine Wohnung.

VOKALVIBRATION: Das Stirn-Chakra wird am besten durch den Vokal “I” angeregt. Lasse mit der Ausatmung ein langgezogenes “I” ertönen und konzentriere dich dabei auf dein Stirn Chakra. Führe die Vokalvibration für einige Minuten lang und am besten 2 Mal täglich durch.

MANTRA: “OM” - Beispiel: https://youtu.be/qWf50YJ07uQ

BINAURALE BEATS : 852 Hz - Beispiel: https://youtu.be/TOJDJ1lolL8

KRONEN-CHAKRA

Das Kronen-Chakra steht für die Verbindung des Menschlichen mit dem Göttlichen. Es ist das Zentrum unserer Spiritualität, der Erleuchtung und Religiosität und befindet sich wenige Zentimeter oberhalb des Scheitelpunkts unseres Körpers und ist nach oben hin geöffnet. Seine Farbe ist weiß mit hell-violetten Anteilen und gold. Sein Element ist das Universum.

Wenn dein Kronen-Chakra geöffnet ist, hast du die vollständige Verbindung zu deinem höheren Selbst, zum Universum, zum "Großen Ganzen". Du machst dir keinerlei Sorgen mehr, da du weißt, dass alle Erfahrungen, selbst die schmerzhaften, ihren Sinn haben und vertraust deiner inneren Führung. Du verstehst und begreifst die tieferen Lebenszusammenhänge, die weit über den menschlichen Intellekt hinausgehen, du findest einen tiefen inneren Frieden und bist verbunden mit der göttlichen Liebe.

Nur wenige Menschen erlangen dieses Niveau der höchsten Erkenntnis, der Erleuchtung und Vollendung und verfügen über solch ein universelles Bewusstsein. Selbst wenn den meisten Menschen diese Seinsebene verborgen bleibt, ist es sinnvoll nach ihr zu streben. Die Voraussetzung dafür ist, dass alle anderen Chakren zuvor vollständig entwickelt sind und frei von Blockaden, sodass die Kundalini-Kraft ungehindert aus dem Wurzel-Chakra bis hin zum Kronen-Chakra fließen kann, in dem sie sich vereint, bevor sie wieder zum Wurzel-Chakra zurückkehrt.

Anzeichen für ein blockiertes bzw. unterentwickeltes Kronen-Chakra sind das Gefühl von Mangel, Unzufriedenheit und Leere, Verhaftungen in der materiellen Welt und geistige Erschöpfungszustände. Physisch drückt sich dies in Form von Ein- und Durchschlafstörungen und einer Immunschwäche aus bis hin zu Krebserkrankungen, Multiple Sklerose und Nervenleiden.

Mit den nachfolgenden Methoden kannst du dein Kronen-Chakra aktivieren. Hierbei unumgänglich ist die Entdeckung der eigenen Spiritualität und die Anerkennung der höheren Wirklichkeit mit seinem göttlichen Plan und ihre Integration in den Alltag. Hilfreich sind besonders Meditationen sowie hochschwingende Heilsteine.

MEDITATION FÜR DAS KRONEN-CHAKRA

- Setze dich aufrecht auf einen Stuhl oder ein Meditationskissen oder lege dich hin. Lege die Hände übereinander auf dein Herz oder alternativ lege eine Hand auf dein Herz und die andere auf deinen Scheitel. Dann schließe die Augen.

- Nehme drei langsame tiefe Atemzüge (Ein- und Ausatmen durch die Nase): bei jedem Einatmen stelle dir vor, wie dein Atem deinen Scheitelmit Energie füllt

- Bei jedem Ausatmen stelle dir vor, wie du alles **loslässt**, alle Schmerzen oder Ängste, deine eigenen Erwartungshaltungen, die du mit dieser Meditation verbindest. Lass dich fallen und entspanne dich. Dies führt zur Öffnung des Chakras und lässt den Energiefluss wieder ungehindert fließen.

- Verbinde dich gedanklich mit deinem Kronen-Chakra. Unterstützend kannst du mit den Fingern leicht auf deinen Scheitel klopfen oder es in kreisförmigen Bewegungen massieren, um es dir bewusst zu machen.

- Richte in den nächsten 5 bis 10 Minuten deine Atemzüge eine weiß-goldene bis hellviolette Lichtsphäre zu deinem Scheitel sendest, die pulsiert und mit jedem Atemzug sich nach oben hin weiter ausdehnt.

- Wenn du möchtest, verbinde es mit dem **Klang "AH"**, den du still aber klar dazu singen kannst.

- Wenn du ein Gefühl von **Bewusstheit** in deinem Scheitel spürst, vielleicht ein ganz leichtes Pulsieren oder einen Druck, wie von einem Daumen, dann hast du dich mit deinem Kronen-Chakra verbunden.

- Wenn dein Zustand sehr tief und ruhig ist, frage das Chakra, was es benötigt. Erlaube dir einige Atemzüge, ob du ein **Feedback** erhältst. Dies kann in Form von einem Bild, von Worten, einem Sound, einem Song, einem Gefühl oder einer Intuition sein. Solltest du eine Rückmeldung bekommen, dann handele danach. Solltest du keine Rückmeldung erhalten, dann ist das auch okay. Erzwinge nichts.

- Wenn du das Gefühl hast, dass dein Kronen-Chakra maximal gedehnt ist, beende die Meditation mit 3 tiefen Atemzügen, die du zu deinen Füßen sendest, um dich zu erden.

- Spüre in dein Herz hinein, danke dem Universum und öffne die Augen.

- Wiederhole dies täglich für die nächsten 21 Tage. Am besten reservierst du dir hierfür eine bestimmte Zeit (am Morgen oder am Abend). Du kannst es natürlich auch jederzeit in deinem Alltag in ähnlicher Form wiederholen.

Wichtig ist, dass du mit dir selbst geduldig bist und dich nicht unter Druck setzt. Es dauert eine Zeitlang, bis man Meditationen in seinen Alltag integriert hat und die vielen Gedanken im Kopf zur Ruhe kommen. Sottest du Kopfschmerzen bekommen, dann warst du zu hart mit dir selbst. Versuche nichts zu erzwingen - alles kommt mit der Zeit.

HEILSTEINE FÜR DAS KRONEN-CHAKRA

Die folgenden Heilsteine treten besonders mit dem Kronen-Chakra in Resonanz:

- Bergkristall
- Amethyst
- Mondstein
- Selenit
- Phenacit
- Apophyllit
- weißer Topas
- Herkimer Diamant
- Kunzit

Wähle intuitiv deinen Heilstein aus. Bergkristalle und Amethysten sind gut als Handschmeichler geeignet, während die kleineren Diamanten gut geeignet sind, um sie auf das Kronen-Chakra zu legen.

Vor seiner Anwendung solltest du deinen Heilstein physisch und energetisch reinigen und aktivieren. Verschiedene Methoden zur Reinigung findest du im Anhang unter Heilsteine reinigen und Heilsteine aufladen und aktivieren.

Methode 1:

- Setze dich aufrecht hin und nehme den Heilstein in deine linke Hand (die nehmende Hand), so dass du die heilenden Energien des Steins empfangen kannst.

- Verbinde dich mit den Energien des Steins und versuche ihn zu erfühlen. Vielleicht merkst du ein leichtes Pochen oder Pulsieren in der Hand und bekommst ein Bewusstsein für seine Energie.

- Bitte den Heilstein, dich mit deinem Kronen-Chakra zu verbinden und lasse die Energien und Kräfte des Steins durch dich hindurch zu deinem Scheitel fließen. Fühle wie sich die Energie in deinem Kronen-Chakra ausdehnt und aus deinem Kronen-Chakra heraus hell violettes Licht strahlt.

- Erlaube deinem Verstand und deinem Herzen, dass ein Feedback kommt in Form von Emotionen, Erinnerungen, Bildern, Farben, Tönen oder auch Worten und handele danach. Die Arbeit mit Heilsteinen bedarf einer gewissen Gewöhnung, sodass es nicht gleich beim ersten Mal gelingen mag. Sei daher nicht ungeduldig - die Energien der Heilsteine wirken dennoch.

Methode 2:

- Setze dich aufrecht und lege den Heilstein auf die höchste Stelle deines Kopfes.

- Nehme drei tiefe Atemzüge und konzentriere dich dabei auf die Energie des Steins. Nimm sie in dich auf und verbinde sie mit deiner eigenen Energie.

- Fühle wie sich die Energie in deinem Kronen-Chakra ausdehnt und es mit jedem Atemzug verstärkt und heilt.

- Verwende eine Affirmation zur Lösung von Blockaden und zur Heilung deines Kronen-Chakras. Beispiele für eine Affirmation findest du im folgenden Abschnitt unter “Ätherische Öle”.

Methode 3:

Trage den Heilstein an einer Goldkette oder nehme ihn mehrmals am Tag in die Hand und verbinde dich jedes Mal mit deinem Kronen-Chakra.

ÄTHERISCHE ÖLE FÜR DAS KRONEN-CHAKRA

Die folgenden ätherischen Öle stehen mit dem Kronen-Chakra in Kontakt:

- Olibanum (klärend)
- Jasmin (die Hingabe fördernd)
- Weihrauch
- Lotus
- Sandelholz
- Pfefferminze

Verwende max. 5-6 Tropfen pro Öl - sei es in einer Mischung oder als einzige Duftnote - und mische es mit einem Trägeröl wie Jojoba-Öl oder Sesam-Öl. Gebe die Ölmischung auf einen Wattebausch und trage es auf deinem Scheitel auf. Alternativ kannst du die Mischung auch auf deinen Handflächen verteilen und tief inhalieren.

Nehme dir ausreichend Zeit, um gedanklich eine Verbindung zu deinem Kronen-Chakra herzustellen. Verbinde es mir einer Affirmation. Spreche die Worte langsam und entspannt leise aus und wiederhole sie mindestens 10 Mal.

Beispiele für eine Kronen-Chakra-Affirmation:

- Ich verstehe, dass ich ein Abbild des Göttlichen bin. Ich lasse alle Ängste los, die mich davon abgehalten haben, meinem Weg zu vertrauen. Ich bitte um Unterstützung, um mein Bewusstsein zu erweitern. Ich lebe in dem Wissen, dass alles eins ist und vertraue darauf, dass sich mein Leben genauso entfaltet wie es soll.

- Ich bin stets vollkommen bewusst, sei es in meinem Körper, meinen Gedanken und Gefühlen.

- Ich bin offen für die unendliche Macht Gottes.

- Mein Geist ist Licht und Frieden und Teil eines göttlichen Plans.

YOGA FÜR DAS KRONEN-CHAKRA

Um das Kronen-Chakra durch Yoga zu unterstützen, ist es gut, den Blutfluss zum Kopf zu erhöhen. Dies erreicht man am besten mit

- dem Schulterstand und
- dem Kopfstand.

Achtung: der Kopfstand ist nichts für Anfänger und sollte durch einen erfahrenen Yoga-Lehrer erlernt werden. Die Illustrationen dieser Asanas findest du im Anhang "Yoga Asanas". Nehme dir vor und nach den Übungen etwas Zeit für eine Atemübung (Pranayama). Setze dich hierzu 5 Minuten vorher in den Schneidersitz auf den Boden und atme mehrmals sehr tief ein und aus.

WEITERE TIPPS

ERNÄHRUNG: Leichte vegane Kost wie Salate, Obst, Nüsse und Tees.

KLEIDUNG: Integriere die Farbe Weiß oder ein Hellviolett in deine Garderobe und/oder deine Wohnung.

MANTRA: “AH” - Beispiel: https://youtu.be/o46ezMfvZs8

BINAURALE BEATS: 963 Hz - Beispiel: https://youtu.be/hrCgrF9Vczw

ALLE 7 HAUPTCHAKREN

Genauso wie unsere inneren Organe miteinander in Verbindung stehen, so sind auch die Chakren untereinander in einer Art Netzwerk verbunden. Wenn eines der Chakren blockiert ist, werden die anderen Chakren aktiver, was dann zu ihrer Überaktivität führt, was ebenfalls nicht vorteilhaft für das Chakren-System ist.

Im Kapitel zu den verschiedenen Krankheiten und ihren betroffenen Chakren konntest du sehen, dass oftmals mehrere Chakren von einer Krankheit betroffen sind und blockiert sein können, was die Disharmonie des Chakren-Systems noch mehr erhöht.

Wenn wir uns selbst heilen wollen, sollten wir immer Geduld mitbringen. Wir sind keine Roboter, keine Maschinen, und werden nicht auf Knopfdruck geheilt. Selbst wenn wir Heilsteine und ätherische Öle anwenden, uns Reiki geben, binaurale Beats hören und regelmäßig meditieren, dauert es eine Zeitlang, bis unser Körper und unsere Seele ein gesundes Gleichgewicht gefunden haben. Aber auch dann sind wir noch weit von einer wahren Erleuchtung entfernt. Dies ist eine Lebensaufgabe, zu der wir durchaus streben sollten - jeden Tag einen kleinen Schritt weiter - genau dann sind wir auf der richtigen Spur. Und je mehr wir drängen und ungeduldig sind, umso länger wird es dauern. Unsere Reise der Heilung braucht ihre Zeit. Je mehr wir hinter die einzelnen Schichten unseres komplexen Systems blicken, umso mehr Schichten entdecken wir darunter.

Auch wenn die Heilung mehrerer Chakren ihre Zeit beansprucht, so ist es dennoch möglich, mehrere Chakren gleichzeitig zu behandeln.

Im Folgenden zeige ich einige Wege, um mittels Heilsteinen, Atemtechniken, ätherischen Ölen, Visualisierungen und Yoga mehrere Chakren gleichzeitig bearbeiten.

MEDITATION

- Lege dich entspannt hin und schließe die Augen.

- Verbinde dich gedanklich mit deinem Wurzel-Chakra. Wenn du möchtest, kannst du deine Hände auf dein Schambein legen oder eine Hand auf das Schambein und die andere auf das Herz-Chakra in der Mitte der Brust.

- Atme langsam in dein Wurzel-Chakra hinein und durch den Mund wieder aus. Wiederhole dies 3 Mal. Versuche die Gefühle und Befindlichkeiten zu erspüren, die in deinem Wurzel-Chakra gehalten sind. Fühlt es sich leicht an? Hast du Beschwerden oder ein Unbehagen? Beobachte einfach nur deine Gefühle und Empfindlichkeiten.

- Dann stelle dir eine leuchtend rote Lichtsphäre um dein Wurzel-Chakra vor, die sich dreht und pulsiert. Stelle dir vor, wie sie sich ausdehnt und strahlend rotes Licht in dein Wurzel-Chakra sendet.

- Beobachte dich wieder dabei, ob sich deine Empfindungen oder dein Atem bei dieser Vorstellung ändern.

- Wandere nun zum nächsten Chakra, zum Sakral-Chakra und wiederhole den Vorgang für jedes Chakra. Ändere nur die Position der Hände, um dich mit dem jeweiligen Chakra zu verbinden und die Vorstellung der Farbe bis du beim Kronen-Chakra angelangt bist. Für das Sakral-Chakra verwende die Farbe Orange. Für das Solarplexus-Chakra verwende die Farbe Gelb. Für das Herz-Chakra verwende die Farbe Hellgrün. Für das Hals-Chakra verwende die Farbe Hellblau. Für das Stirn-Chakra verwende die Farbe indigoblau. Für das Kronen-Chakra verwende die Farbe Weißgold mit hellvioletten Anteilen.

HEILSTEINE

Methode 1: Heilstein auf jedes Chakra

Platziere auf jedem Chakra einen entsprechenden Heilstein. Dann meditiere in der zuvor gezeigten Art, nehme die Energie der einzelnen Steine in dich auf und verbinde sie mit den Chakren.

Methode 2: Selenit-Stab (Selenit Massagestab; Selenite Wand)

Verwende statt mehrerer Kristallen nur Selenit. Selenit gehört zu den Top Heilsteinen. Seine Energie wirkt sehr beruhigend und entspannend. Er hilft bei Verspannungen, sorgt für geistige Klarheit, für Flexibilität und stärkt deine Fähigkeit, die richtigen Entscheidungen zu treffen. Er hilft dir, deine Aura zu reinigen und mit deinem höheren Selbst zu kommunizieren. Er verbindet den physischen Körper mit dem Ätherkörper.

Selenit sollte einmal monatlich unter lauwarmen Wasser entladen und gereinigt werden. Weitere Infos zur Reinigung und Aufladung von Heilsteinen findest du im Anhang.

Selenit kommt in verschiedenen Formen vor. Verwende ihn nur in seiner Stabform- auch bekannt als *Selenit*

Zauberstab, Selenit Massagestab oder *Selenite Wand (englisch).*

Aura-Reinigung: fahre langsam von oben nach unten mit dem Selenit-Stab entlang deiner Aura in etwa10 cm Abstand von deinem physischen Körper entfernt, inklusive deines Kopfes und Rückens. Ein Beispiel findest du hier: https://youtu.be/7yZg6p0oACw

Reinigung aller Chakren: Lege dich auf den Rücken und positioniere den Selenit-Stab auf deiner Mittellinie, und zwar an die Stelle, die sich für dich richtig anfühlt. Gut geeignet ist beispielsweise Herz-oder Solar-Plexus-Chakra. Mit dieser Methode werden alle Chakren energetisch ausgerichtet und gereinigt und Blockaden gelöst. Verbinde es mit einer Meditation, so wie oben beschrieben.

ÄTHERISCHE ÖLE

Ätherische Öle wirken u.a. über die Nase. Daher macht es keinen Sinn, mehrere Öle gleichzeitig auf alle Chakren aufzutragen. Konzentriere dich daher auf das blockierte Chakra und wähle die entsprechende Duftnote, um sie in einer sanften Massage einzureiben und mit einer Meditation zu verbinden. Wichtig ist immer die Verwendung eines Trägeröls wie beispielsweise Jojoba-Öl, um es zu verteilen.

Manche ätherischen Öle wirken gleichzeitig auf mehrere Chakren. So spricht Rosenöl gleichzeitig das Herz-, Solarplexus- und Kronen-Chakra an. Sandelholz-Öl wirkt gleichzeitig auf das Solarplexus- und das Kronen-Chakra.

YOGA

Yoga Asanas vereinen Körperbewegungen und -bewusstsein mit Atemtechniken und wirken auf mehrere Chakren gleichzeitig. Wenn du alle Chakren reinigen und heilen willst, empfehle ich dir ein umfassendes Yoga-Training beispielsweise in einer Yoga-Schule in deiner Nähe mit einem erfahrenen Yoga-Lehrer. Mit einem regelmäßigen Yogatraining öffnest du mehrere Chakren gleichzeitig und unterstützt auch deine physische Gesundheit. Du kannst dir auch über DVDs und Videos Yoga selbst beibringen. Davon möchte ich dir aber abraten. Es ist wichtig, dass ein Lehrer auf die genaue Ausführung achtet, sodass du dich nicht verletzt und die Yoga Asanas auch ihre Wirkung zeigen.

TEIL 5: CHAKRA-AUSGLEICH

Im Idealfall sind alle 7 Hauptchakren gleichweit geöffnet und arbeiten störungsfrei. Dann fühlen wir uns zufrieden, ausgeglichen und glücklich und unsere Entwicklung als Mensch kann sich vollenden und sich dem göttlichen Bewusstsein und den höheren Dimensionen öffnen.

Die Chakren stehen in Wechselwirkung zueinander und zum Energiekörper. Eine Unter- und eine Überfunktion eines Chakras führt daher nicht nur zu einer Störung des betreffenden Chakras, sondern zu einer Störung des gesamten Energiesystems.

Neben der zuvor vorgestellten Chakra-Arbeit für die einzelnen Chakren kann und sollte man einen sogenannten *Chakra-Ausgleich* durchführen. Dies ist eine Methode zur Harmonisierung der Chakren. Es bewirkt eine Entspannung, Entgiftung und führt zu einer besseren Versorgung mit Lebensenergie (Chi / Ki).

CHAKRA-AUSGLEICH TEIL 1

Vorbereitung: Grundposition

Nehme folgende Grundposition ein: Setze dich aufrecht hin (nicht hinlegen!) und lege deine Hände mit den Handflächen nach oben zeigend auf deine Oberschenkel. Atme einige Male bewusst ein und aus. Bitte das Universum / Gott, dass weiß-goldenes Licht in deinen Körper fließt. Stelle dir vor, wie dieses Licht aus deinen Handflächen fließt.

Schritt 1: Energie vom Kronen- zum Wurzel-Chakra (nicht zurück!)

Lege eine Hand auf dein Kronen- und die andere auf dein Wurzel-Chakra. Stelle dir für 2 bis 3 Minuten vor, wie Energie vom Kronen- zum Wurzel-Chakra in einem Bogen um dich herum fließt (nicht durch die Arme). Beende den Schritt 1, indem du zur Grundposition zurückkehrt (mit den Händen auf den Oberschenkeln).

Schritt 2: Energie vom Stirn- zum Sakral-Chakra

Lege eine Hand auf dein Stirn-, und die andere auf dein Sakral-Chakra. Stelle dir für 2 bis 3 Minuten vor, wie Energie vom Stirn- zum Sakral-Chakra in einem Bogen um dich herum fließt.

Schritt 3: Energie vom Sakral- zum Stirn-Chakra

Wechsele nun die Hände auf dem Sakral- und Stirn-Chakra. Stelle dir für 2 bis 3 Minuten vor, wie Energie nun vom Sakral- zum Stirn-Chakra in einem Bogen um dich herum fließt. Beende den Energiefluss, indem du zur Grundposition zurückkommst.

Schritt 4: Energie vom Hals- zum Solarplexus-Chakra

Lege eine Hand auf dein Hals-, und die andere auf dein Solarplexus-Chakra. Stelle dir für 2 bis 3 Minuten vor, wie Energie vom Hals- zum Solarplexus-Chakra in einem Bogen um dich herum fließt.

Schritt 5: Energie vom Sakral- zum Stirn-Chakra

Wechsele nun die Hände auf dem Solarplexus- und Hals-Chakra. Stelle dir für 2 bis 3 Minuten vor, wie Energie vom Solarplexus- zum Hals-Chakra in einem Bogen um dich herum fließt. Beende den Energiefluss, indem du zur Grundposition zurückkommst.

Schritt 5: Energiefluss im Herz-Chakra

Lege eine Hand auf dein Herz, die andere darunter auf den Herzraum. Lasse die Energie für 2 bis 3 Minuten aus beiden Händen fließen. Beende den Energiefluss, indem du zur Grundposition zurückkommst.

CHAKRA-AUSGLEICH TEIL 2

Bei dem 2. Teil des Chakra-Ausgleichs werden die Chakren zueinander synchronisiert. Hierbei lässt man Energie aus den Handflächen in zwei Chakren fließen, wodurch das dazwischenliegende Chakra synchronisiert wird.

Vorbereitung: Grundposition

Bleibe in der Grundposition sitzen mit den Händen auf den Oberschenkeln und den Handflächen nach oben zeigend. Atme einige Male bewusst ein und aus und visualisiere Licht, das in dich hinein und aus deinen Handflächen strömt.

Schritt 1: Stirn- und Herz-Chakra

Lege deine Hände auf Stirn- und Herz-Chakra. Lasse für 2 bis 3 Minuten Energie aus deinen Händen direkt in beide Chakren fließen.

Schritt 2: Hals- und Solarplexus-Chakra

Wandere mit den Händen nach unten und lege sie auf **Hals**- und **Solarplexus**-Chakra. Lasse für 2 bis 3 Minuten Energie aus deinen Händen direkt in beide Chakren fließen.

Schritt 3: Herz- und Sakral-Chakra

Lege nun deine Hände auf **Herz**- und **Sakral**-Chakra. Lasse für 2 bis 3 Minuten Energie aus deinen Händen direkt in beide Chakren fließen.

Schritt 4: Solarplexus- und Wurzel-Chakra

Am Ende lege deine Hände auf **Solarplexus**- und **Wurzel**-Chakra. Lasse für 2 bis 3 Minuten Energie aus deinen Händen direkt in beide Chakren fließen. Beende den Energiefluss, indem du wieder in die Grundposition zurückkommst.

CHAKRA-AUSGLEICH TEIL 3

Der dritte Teil des Chakra-Ausgleichs wird auch "Heilige Meditation" genannt. Hierbei visualisierst du die ganze Zeit weiß-goldenes Licht, das du spiralförmig durch den Körper wandern lässt und jeweils für eine Minute in jedem Chakra verweilst und Licht hineinfließen lässt, bevor du zum nächsten Chakra wanderst. Dabei werden nicht nur die 7 Hauptchakren, sondern auch die Nebenchakren in den Füßen, Knien, in der Milz und im Herzraum einbezogen. Das Licht fließt immer auf der rechten Körperseite hinunter und auf der linken Körperseite empor.

Die **Fuß-Chakren** befinden sich in der Mitte der Fußsohlen und stehen in Verbindung mit einer ausgewogenen Bewegung, um sich in allen Ebenen des Seins zu bewegen. Ihre Farbe ist ein Rotbraun.

Die **Knie-Chakren** befinden sich auf der Mitte der Knie und stehen für Flexibilität und Beweglichkeit. Ihre Farbe ist Dunkelrot.

Das **Milz-Chakra** befindet sich im Zentrum der unteren Rippe auf der linken Seite. Es steht für Lebenskraft und Energie. Seine Farbe ist weiß.

1. Stelle dich aufrecht hin. Wenn es dir Schwierigkeiten bereitet, 11 Minuten zu stehen, setze dich in eine aufrechte

Position. Schließe die Augen und bitte das Universum oder Gott, dass weiß-goldenes Licht in deinen Körper fließt.

2. Lasse nun an deiner rechten Körperseite das Licht hinunter in beide **Fuß-Chakren** fließen und verweile dort für eine Minute.

3. Lasse an deiner linken Körperseite das Licht emporsteigen zum **Kronen-Chakra** und verweile dort für eine Minute.

4. Lasse an deiner rechten Körperseite das Licht hinunter in beide **Knie-Chakren** fließen und verweile dort für eine Minute.

5. Lasse an deiner linken Körperseite das Licht emporsteigen zum **Stirn-Chakra** und verweile dort für eine Minute.

6. Lasse an deiner rechten Körperseite das Licht hinunter in das **Wurzel-Chakra** fließen und verweile dort für eine Minute.

7. Lasse an deiner linken Körperseite das Licht emporsteigen zum **Hals-Chakra** und verweile dort für eine Minute.

8. Lasse an deiner rechten Körperseite das Licht hinunter in das Sakral-Chakra fließen und verweile dort für eine Minute.

9. Lasse an deiner linken Körperseite das Licht emporsteigen zum **Milz-Chakra** und verweile dort für eine Minute.

10. Lasse an deiner linken Körperseite das Licht emporsteigen zum **Herz-Chakra** und verweile dort für eine Minute.

11. Lasse an deiner rechten Körperseite das Licht hinunter in das Solarplexus-Chakra fließen und verweile dort für eine Minute.

12. Lasse an deiner linken Körperseite das Licht emporsteigen zum **Herzraum** und verweile dort für eine Minute.

13. Bedanke dich für das Fließen des Lichtes und lasse es dann einfach los. Nehme den Chakra-Ausgleich ganz bewusst wahr und beende es mit den Worten: *Ich bin zentriert in meiner Mitte.*

Wiederhole alle 3 Teile des Chakra-Ausgleichs für die nächsten 21 Tage ohne Unterbrechung. Verzichte nach Möglichkeit in dieser Zeit auf den Genuss von Kaffee oder anderen koffeinhaltigen Getränken. Danach sind deine Chakren voller Energie, stabil und ausgeglichen. Anschließend genügt es, wenn du nur gelegentlich den Chakra-Ausgleich vornimmst.

SCHLUSSBEMERKUNG

An dieser Stelle möchte ich mich noch einmal für den Kauf dieses Buches bedanken und freue mich, dass du bis hierher gelesen hast. Ich hoffe, dass es informativ für dich war und ich dir alle Werkzeuge zur Verfügung stellen konnte, mit denen du deine Ziele erreichen kannst, was immer diese sein mögen.

Der nächste Schritt ist es, tatsächlich die Informationen auch umzusetzen, die Techniken auszuprobieren und die Übungen in dein Leben zu integrieren, um es zu verbessern. Eine gute Möglichkeit ist mit Yoga anzufangen, da Yoga alle Chakren anspricht und hilft, den Geist zu schärfen und die physische und mentale Gesundheit zu verbessern.

Zudem empfehle ich dir, mal eine Reiki Sitzung zu machen oder dich in der 1. Grad einweihen zu lassen, um mögliche Blockaden in deinen Chakren aufzudecken, falls du in dieser Hinsicht noch unsicher sein solltest.

Die Kraft, dich selbst zu heilen, liegt in deinen Händen. Du allein bist derjenige, der die Art und Weise zu leben ändern kann. Du bist derjenige, der entscheidet, welchen Weg er gehen möchte. Nur Du bist es, der sich um dich selbst am besten kümmert - niemand sonst. Alles liegt in deinen Händen - im wahrsten Sinne des Wortes!

Ich hoffe, dass ich dir vermitteln konnte, wie wichtig Chakren in unserem Leben sind und wie wichtig es ist, sie zu reinigen und in eine Balance zu bringen.

In diesem Sinne wünsche ich Dir auf deinem Lebensweg viel Erfolg, Glück, Liebe und Erfüllung!

ANHANG 1: HEILSTEINE REINIGEN

Um Heilsteine optimal zu nutzen, sollten sie zuvor mechanisch (physisch) und energetisch gereinigt, vorbereitet und aufladen werden. Die Reinigung eines Heilsteins dient dazu, ihn von fremden und von negativen Schwingungen zu befreien, die sich auf ihm angesammelt haben und die nicht für die Art seiner Anwendung bestimmt sind. Diese Pflege ist wichtig, damit die Wirkung eines Heilsteins möglichst lange erhalten bleibt und seine Wirksamkeit nicht vermindert wird.

Dies gilt sowohl für seine Erstnutzung, als auch für spätere Anwendungen. Auch Steine, die als Schmuck getragen werden, sollten regelmäßig gereinigt werden.

Eine mechanische Reinigung ersetzt nicht die energetische und umgekehrt. Am besten führt man beide Arten der Reinigung immer wieder von Zeit zu Zeit mit jedem Heilstein durch.

1. PHYSISCHE REINIGUNG

Durch die physische Reinigung werden die Heilsteine von Fremdablagerungen, sei es Schlamm, Dreck, Öl oder sonstiger Schmutz befreit. Ob du einen Heilstein neu gekauft, oder ihn bei einer Wanderung z.B. im Wald, am Strand oder in einem Flussbett gefunden hast, solltest du ihn immer zuvor mechanisch reinigen.

Wie der Kristall zu reinigen ist, hängt in erster Linie von der Art des Kristalls ist. Wenn du über seine spezifischen Eigenschaften unsicher bist, prüfe zuerst, bevor du ihn mit Wasser in Verbindung bringst. Als Faustregel gilt, dass jeder Kristall mit einem Wert von 6 oder höher auf der Mohs-Härteskala aufgrund seiner Mineralhärte sicher mit Wasser gereinigt werden kann. Diese Kristalle lassen sich bedenkenlos mit Wasser reinigen. Wenn du Wasser verwendest, achte darauf, dass es mineralarm ist, sodass es nicht zu unschönen Kalkablagerungen auf Ihren Steinen kommt.

Zu den Steinen, die mit Wasser gereinigt werden können, gehören die Varietäten der Familie der Quarze (Achat, Bergkristall, Citrin, Jaspis, Rose, Amethyst, Chalcedon, Aventurin, Baumachat, Pietersit, Rauchquarz etc.) sowie die Edelsteine (Diamanten, Rubine, Smaragde und Saphire).

Es gibt aber auch Kristalle, die wasserlöslich sind, und solche, die einen niedrigen Wert auf der "Mohs-Skala" haben. Diese Arten lösen sich in Wasser auf. Einige liegen so weit unten auf der Skala, dass auch eine kurze Wassereinwirkung die Wirkung des Kristalls maßgeblich verschlechtern kann. Wenn du nicht sicher bist, wo Ihr Kristall auf der "Mohs-Skala" liegt, hier eine kleine Hilfe: die Kristalle, die am Ende ein "it" haben, neigen dazu, wasserlöslich zu sein. Dazu gehören Fluorit, Calcit, Malachit, Halit, Sodalith und Rhodonit. Diese sollten nicht mit Wasser benetzt werden. Auch Lapislazuli, Zyan, Elfenbein und Gips sind wasserlöslich. Eine andere Möglichkeit, die Wasserlöslichkeit eines Kristalls zu prüfen ist mittels eines Messers aus Stahl. Versuche an einer kleinen Stelle die Oberfläche des Kristalls einzuritzen. Wenn du sofort Kratzer erkennen kannst, ist die Wahrscheinlichkeit hoch, dass er wasserlöslich ist, sodass du diesen Heilstein nicht mit Wasser reinigen solltest.

Wenn du einen Stein hast, auf dem sich noch Schlamm oder Erde befindet, kann es sein, dass er immer noch seine Wachstumsmatrix um sich hat. Die Wachstumsmatrix ist der Teil der Erde, in dem ein Kristall wächst. Es ist wichtig, diese Wachstumsmatrix zu entfernen.

Bei Steinen mit einer glatten Oberfläche ist es oftmals ausreichend, sie mittels Tuch oder Pinsel abzustauben oder sie unter fließendes Wasser zu halten.

Bei Steinen mit einer rauen Oberfläche solltest du eine Bürste (z.B. Nagelbürste, Zahnbürste oder auch Zahnstocher; keine Stahlwolle oder Stahlwerkzeuge!), zu Hilfe nehmen, warmes Wasser und dann vorsichtig die Matrix von dem Kristall entfernen. Du musst dies sehr behutsam tun, weil der Kristall weicher als die Matrix sein kann. Die Matrix ist in der Regel gelb, hart und krustenartig auf der Oberfläche. Steine, an denen der Schmutz sehr fest anhaftet, sollten am besten unter fließendem Wasser gereinigt werden.

Mitunter kann es sehr schwierig sein, die Matrix zu entfernen. Wenn Wasser und Bürste nicht ausreichen, kannst du den Kristall für 2 bis 5 Tage in einem Bad aus Oxalsäure (1 Teil Oxalsäure, 2 Teile Wasser) einweichen. (Du kannst Oxalsäure beispielsweise bei Ebay günstig beziehen). Sei bei deiner Reinigungsarbeit sehr gründlich.

Nachdem der Stein gereinigt ist, nehme ein sauberes Baumwolltuch und trockne den Stein ab. Um auch mikrobielle Verunreinigungen zu eliminieren, empfiehlt es sich, nach der Reinigung den Stein mit hochprozentigem Alkohol zu desinfizieren und anschließend ein weiteres Mal kurz mit Wasser abzuspülen.

Lasse dann den Stein am besten in der Luft trocknen. Du kannst zu diesem Zweck auch Sonnenlicht oder Mondlicht verwenden, sodass der Kristall direkt diese Strahlen absorbieren kann.

2. ENERGETISCHE REINIGUNG

Durch die energetische Reinigung werden die Fremdinformationen, die der Stein gespeichert hat, entfernt. Heilsteine absorbieren Schwingungen und Licht, sie nehmen Informationen aus ihrer Umgebung auf und speichern diese, seien es emotionale Zustände von Menschen, die mit dem Stein in Kontakt gekommen sind oder sonstige Fremdinformationen. Daher sollte in jedem Fall sichergestellt sein, dass zusätzliche Energien und jeglicher „energetische Schmutz" entfernt ist, damit der Stein seine volle Wirksamkeit entfalten kann.

REINIGEN NACH DER SALZMETHODE

Die Salzmethode ist sehr effektiv und relativ kostengünstig. Du darfst aber dabei den Stein nicht in direkten Kontakt mit dem Salz bringen, da er sonst angegriffen (Oberfläche verliert ihren Glanz) oder gar zerstört werden kann. Steine wie der Opal, Perlen, Anhydrit reagieren sehr stark auf Salz und könnten gar ihre Heilkraft verlieren. Auch können sich die elektrischen und chemischen Eigenschaften eines Steins durch die direkte Einwirkung von Salz ändern. Reinige deinen Heilstein daher nicht direkt mit Salzwasser!

Die Reinigung nach der Salzmethode wird daher etwas anders durchgeführt: Man verwendet 2 unterschiedlich große, nicht-metallische Gefäße (am besten aus Glas; kein Plastik, keine Keramik).

In eines der Gefäße wird der Heilstein gelegt und mit Wasser übergossen, sodass er leicht mit Wasser bedeckt ist (nur wenn er nicht wasserlöslich ist und nicht aus Gold oder Silber besteht). Das Wasser sollte am besten Raumtemperatur haben. Du kannst auch lebendiges Quellwasser, Meerwasser oder destilliertes Wasser verwenden.

Das andere Gefäß wird mit unbehandeltem Natursalz (Steinsalz, Kristallsalz) gefüllt. Anschließend stellt man das kleinere Gefäß mit dem Heilstein in das größere mit dem Salz.

Das Salz zieht förmlich alles aus dem Stein heraus, was nicht zu ihm gehört. Die Dauer der Reinigung ist abhängig von verschiedenen Faktoren:

- von der Salzmenge
- von der Anzahl der Heilsteine, die gereinigt werden sollen
- von der Art und Dauer seiner vorherigen Verwendung: Wenn der Stein bereits einen Tag getragen wurde, sollte er einen halben bis einen Tag oder über Nacht in dem Wasser verbleiben. Neue Steine sollten ca. 4 Stunden auf diese Weise energetisch gereinigt werden. Wenn der

Stein nur kurz aufgelegt wurde, genügt eine viertel Stunde. Sollte der Heilstein eine „schwierige Sitzung“ hinter sich und bereits stark belastet sein, solltest du ihm zwischen einem bis drei Tagen gönnen, um sich von negativen Energien zu befreien.

Wichtig ist es, dass du nach der Reinigung unbedingt das Salz entsorgst. Auch wenn du verschiedene Steine auf diese Weise reinigen willst, ist es wichtig, jedes Mal das Wasser und das Salz zu wechseln.

Ein fertiges Salzschalen-Set zur Reinigung von Heilsteinen findest du beispielsweise HIER, bestehend aus zwei Glasbehältern und Salz. Du kannst dies aber auch selbst zusammenstellen.

REINIGEN NACH DER AMETHYST-DRUSEN-METHODE

Diese Methode zur energetischen Reinigung ist etwas kostspieliger als die Salzmethode, da die Anschaffung eines Amethyst-Drusen teurer ist. Aber es ist eine sehr effektive Methode und für jeden Heilstein möglich, auch für wasserlösliche.

Eine Amethyst-Druse ist ein Hohlraum in einem Gestein, in dem sich Amethyst Kristalle gebildet haben, die von einer Schicht Chalcedon umgeben sind. Der Amethyst zählt zur Familie der Quarze, die ihm seine hohe

Konzentration an Energien verleiht. Seine Kristalle enthalten Eisen und er ist daher stark leitfähig. Seine Farbe reicht von sehr hell und rosafarben bis hin zu einem dunklen Purpur.

Ein Amethyst reinigt Körper, Geist und Seele. Er sorgt für das Loslösen von unbewussten Energien, schenkt Wahrheit und inneren Frieden. Er stärkt die Objektivität des Denkens, in dem er überflüssige Gedanken und Empfindungen beseitigt.

Zur energetischen Reinigung legt man den zu reinigenden Heilstein in die Amethyst-Druse. Dabei wird die Information des Heilsteins an den Amethyst abgegeben. Empfehlenswert ist die Dauer von etwa einem Tag oder länger.

VERGRABUNGSMETHODE

Eine andere Methode zur Entfernung von negativen Energien ist das Vergraben der Heilsteine in der Erde. Grabe hierzu an einem Ort, den du für sicher hältst, ein Loch und lege die Heilsteine vorsichtig hinein. Bedenke dabei, dass sich möglicherweise Materialien in der Erde befinden, die die Heilsteine, wie alles andere auch, beschädigen könnten.

Wem das Eingraben der Steine im freien Land zu unsicher ist, der kann auch ein topfartiges Gefäß nehmen und dieses mit Blumenerde befüllen. Anschließend sollte der Heilstein darin vergraben werden und zwischen einigen

Stunden bis zu einigen Tagen darin verbleiben. Wenn es sich um einen wasserlöslichen Kristall handelt, sollte der Topf im Haus an einer Stelle aufbewahrt werden, die weit entfernt von Wasser, Feuchtigkeit oder anderen feuchten Gefahren ist, um jegliche Feuchtigkeit zu reduzieren. Sollte die Erde, die du gekauft hast, noch feucht sein, solltest du sie zuvor trocknen, bevor du wasserlösliche Kristalle hineinlegst. Anschließend kannst du die Erde auch für deine Pflanzen verwenden, da die Kristalle die Blumenerde nicht schädigen. Stelle sicher, dass die verwendete Mischung auch tatsächlich Erde enthält und die Heilsteine mit der Erde in Kontakt kommen, da dies der wesentliche Zweck dieser Reinigungsart ist. Du kannst anstatt von Erde auch Sand verwenden.

RAUCHMETHODE

Eine weitere Technik um Heilsteine zu reinigen ist die sog. “Rauchzeremonie”. Genauso wie Kräuter verbrannt und verwendet werden, um Räume und die Auren von Menschen zu reinigen, so lassen sie sich auch für die energetische Reinigung von Heilsteinen verwenden.

Hierzu kannst du eine Mischung aus getrocknetem Salbei, Zeder, Lavendel und/oder Mariengras verwenden. Dies reinigt das Gitter und das Energiefeld des Kristalls. Du kannst auf diese Weise einen Heilstein vor oder nach einer Heilsitzung säubern. Auch mit Weihrauch kannst du räuchern (ich empfehle den hochwertigen weißlich/hellen Weihrauch aus dem Oman). Weißer Salbei hat neben seiner reinigenden auch eine energetisierende Wirkung.

Eine Rauchzeremonie sollte mindestens 3 bis 7 Minuten lang sein. Dabei wird mit einem Federfächer Rauch über den Kristall gefächert. Fächer nicht den Rauch in die eigenen Hände oder streife nicht mit der Hand durch den Rauch, wenn du einen Heilstein säuberst, sonst wirst du jede negative Energie durch den Rauch in dich aufnehmen. Erst wenn die Rauchzeremonie für den Heilstein beendet ist, kannst du dich auch selbst räuchern, um negative Energien von dir zu entfernen, besonders von deinen Händen. Du kannst deine Hände stattdessen auch anschließend mit Salzwasser waschen. Dies ist besonders empfehlenswert, nachdem du Heilarbeiten an jemand anderem vorgenommen hast.

ATEMMETHODE

Die Verwendung des eigenen Atems ist eine weitere Art, um Heilsteine energetisch zu säubern. Dazu nehme ein oder mehrere Heilsteine in die Hand und atme langsam ein und aus. Komme dabei in Einklang mit dir und in das Zentrum der Kristalle. Konzentriere dich mit jedem tiefen Atemzug auf den Kristall, den du reinigst. Erhebe den Kristall und atme aus. Visualisiere, wie die statische und umgebende Energie gereinigt wird. Wiederhole dies, bis du zufrieden bist, dass die Kristalle gereinigt sind oder du dich vielleicht etwas benommen fühlst.

ENERGIEMETHODE

Du kannst auch andere Energien verwenden, um Heilsteine energetisch zu reinigen, wobei es unterschiedliche Möglichkeiten gibt, woher die Energie bezogen wird (kosmische Energien, Erdenergien, klares Licht, Goldenergien, Reiki-Energien). Zentriere dich hierzu durch tiefes Durchatmen und Entspannen - so wie bei der Atemmethode. Nehme dann deinen Heilstein in beide Hände und visualisiere den Energiefluss. Stelle dir vor, wie universelle kosmische Energien durch dein Kronen-Chakra und dein Herz-Chakra in den Heilstein hineinfließen. Oder visualisiere helles klares Licht, das rundherum in den Kristall eintritt.

ANDERE NATÜRLICHE QUELLEN, UM EINEN HEILSTEIN ZU REINIGEN

GEWITTER

Die meisten Blitze transportieren negative Ladungen von der Wolke zur Erde. Wissenschaftler gehen davon aus, dass unsere Gesundheit in Zusammenhang steht mit der Qualität und Menge der Ionen in der Luft, die wir einatmen. Während eine hohe Anzahl an positiven Ionen uns müde, lethargisch und niedergeschlagen fühlen lässt, wirken sich negative Ionen vorteilhaft auf unsere Gesundheit aus und sind eine wichtige Energiequelle für unseren Körper. Sie stärken das Immunsystem, aktivieren die Zellfunktionen und reinigen das Blut (es wird basischer).

Das nächste Mal, wenn du weißt, dass ein Gewitter heranzieht, solltest du deine Heilsteine nach draußen stellen, um sie von negativen Energien zu befreien und zu reinigen.

Negative Ionen werden auch von Kerzen erzeugt, natürlichem Feuerholz im Kamin, dem Rauch von heiligen Kräutern (Salbei und Zeder), dem Meer und großen Seen sowie laubabwerfenden und zapfentragenden Wäldern.

SONNENLICHT

Sonnenlicht kann ebenfalls genutzt werden, besonders für klare Quarzkristalle, die das Sonnenlicht lieben. Klares Quarz saugt die Sonne auf wie ein Magnet und ist stark genug, der Hitze der Sonne zu widerstehen. Um deine Heilsteine mit Sonnen-typischen Energien (Licht und Leben) zu füllen, platziere sie für einige Stunden auf einem Fensterbrett oder im Freien. Du kannst den Heilstein auch in ein klares Glas mit sauberem Wasser legen, um die Energie des Sonnenlichts zu verstärken.

MONDLICHT

Mondlicht kann ebenfalls für das Reinigen von Kristallen verwendet werden. Besonders das Licht des Vollmonds ist ein kraftvoller Reiniger und eine großartige Methode für die Reinigung all deiner wertvollen Steine. Lege hierzu deine Steine in der Nacht des Vollmonds entweder auf ein Fensterbrett oder direkt ins Freie, wenn du einen Ort hast, der sicher ist, und lasse sie bis zum nächsten Neumond dort liegen. Die abnehmende Mondphase wird dabei helfen, all die vorherigen in den Steinen gehaltenen Energien zu reinigen und zu entfernen.

Während dieses Prozesses kann es sinnvoll sein, die Steine tagsüber aus dem Sonnenlicht zu nehmen, da die Sonne manche Steine ausbleichen kann. Steine wie beispielsweise Bergkristallkugeln wirken in der Sonne sogar wie Linsen, und dann könnte es zu unschönen Brandflecken kommen, wenn du sie in der Sonne auf der Fensterbank liegen lässt. Sehe also öfters nach, wie sich die Steine für dich anfühlen. Manche Steine brauchen nicht die ganze Zeit über draußen zu verbleiben, während andere mehrere Zyklen brauchen, um vollständig gereinigt zu sein.

Mit Feuer solltest du deine Heilsteine niemals in Kontakt bringen, da sie schmelzen und brechen könnten.

ANHANG 2: HEILSTEINE AUFLADEN UND AKTIVIEREN

Ein Heilstein enthält zwar seine eigenen Schwingungsenergien, aber diese Energien können sich verringern oder aufbrauchen. Um ihre volle Kraft auszuschöpfen, ist es wichtig, dass Heilsteine nach der Reinigung aufgeladen werden, um ihre Energie als Informationsträger zu aktivieren. Durch eine gezielte Aufladung und Aktivierung wird die Heilwirkung eines Heilsteins verstärkt.

Dabei wird der Heilstein für die Energie, die er aufnehmen soll, ausgerichtet und mit Energien für einen bestimmten Zweck oder Gebrauch versehen. Einen Kristall aufzuladen ist wie einer zu schwachen Batterie Starthilfe zu geben. Es ist wichtig, dass du deine Heilsteine immer aufläadst, nachdem du sie gereinigt hast, bevor du sie für einen speziellen Einsatz nutzen willst oder wenn sich seine Vibrationen schwach anfühlen. Durch die Aktivierung wird seine Kristallmatrix geweckt, die das Lichtspektrum erhöht, in der die Energie liegt und seine in ihm ruhende Energie wird zu seiner vollen Kapazität geöffnet.

Genauso wie es verschiedene Methoden der Reinigung gibt, gilt dies auch für das Aufladen und Aktivieren der

Heilsteine. Ich zeige dir hier verschiedene Methoden, wie du deinen gereinigten Heilstein aufladen kannst.

AUFLADUNG MIT SONNENLICHT

Generell kommen Steine aus der Erde, in der sie von der weiblichen Yin-Energie genährt wurden. Sie haben dort die Nährstoffe aus dem Boden aufgenommen - Gase, Wasser, verschiedene Mineralien und andere Nährstoffe, um sich zu einem Kristall zu entwickeln. Wenn sie aus der Erde "geerntet" werden, werden sie von den Yin Energien getrennt und müssen Yang Energien tanken als Quelle der Energie-Erneuerung.

Eine Methode zur Aufladung besteht in der Nutzung von Sonnenlicht, sodass der Stein neu mit UV-Licht, "Lichtstrahlung", aufgeladen wird. Das UV-Licht der Sonne, das gesamte Spektrum des Lichts, stellt die aufgebrauchten Energien der Kristalle wieder her.

Besonders schonend ist es, den Heilstein nur bei Sonnenaufgang und -untergang ins Sonnenlicht zu legen. Wenn die Sonnenstrahlung auch tagsüber nicht sehr stark ist und dein Stein vor stärkerer Sonneneinstrahlung sicher ist, kannst du ihn durchaus auch tagsüber für einige Zeit in der Sonne lassen. Um einen kleinen Heilstein energetisch und wach zu halten, genügen meist 4 Stunden einmal pro Woche in der Sonne. Einige Kristalle erfordern jedoch eine viel längere Zeit zum Wiederaufladen.

Letztendlich ist die Dauer abhängig von der Kapazität des Kristalls, Licht zu absorbieren. Seine Kapazität wiederum ist abhängig von folgenden Faktoren: seiner kristallinen Energiestruktur, dem Stadium des Energieverlusts innerhalb des Kristalls und der Person, die den Heilstein verwendet hat.

Wenn dein Heilstein vor Sonneneinstrahlung sicher ist, sind die Energien der Sonne ein sehr starkes und mächtiges Ladeelement.

Einen Heilstein mittels Sonnenlicht aufzuladen eignet sich speziell für Dinge im Leben, die einen besonderen Anschub brauchen. Ein mit Sonne aufgeladener Heilstein kann Vitalität, das Einkommen und Liebe verbessern.

AUFLADUNG MIT MONDLICHT

Mondlicht ist eine andere Möglichkeit, um Heilsteine positiv aufzuladen. Dies gilt insbesondere für Mondsteine, milchig farbige Steine wie Milchquarz, Opal und Perlen sowie Amethyst, Rosenquarz, Zitrin, Rauchquarz, Calcit, Zölestin, Kunzit, Aquamarin und andere helle oder pastellfarbene Steine. Diese werden im Mondschein sanft über Nacht wiederbelebt.

Im Gegensatz zum Sonnenlicht verfügt das Mondlicht über Eigeninfomationen, die sich auf die Heilsteine übertragen und die Informationen des Heilsteins verstärken.

Um seinen Heilstein durch Mondlicht aufzuladen, gilt es die entsprechenden Mondphasen zu beachten.

Bei Vollmond werden besonders die mystischen und magischen Kräfte sowie die Kräfte, die der innere Erfüllung dienen, aktiviert. Setze hierzu deine Heilsteine in das Licht des Vollmondes für mehrere Stunden (auch in Wasser möglich).

Die Energie des zunehmenden Mondes ist sehr stark und wirkt besonders positiv auf einen Heilstein, wenn ein Neubeginn ansteht, ein Ziel verstärkt oder Dinge vorangebracht werden sollen. Stelle hierzu deine Heilsteine in das Licht des zunehmenden Mondes.

Wenn der Heilstein hingegen dazu verwendet werden soll, um sich von bestimmten Eigenschaften, seien es Beschwerden, Laster, Schulden oder Krankheiten, zu befreien, dann empfiehlt sich, die Aufladung während einer abnehmenden Mondphase vorzunehmen.

AUFLADUNG BEI TAG-UND-NACHT-GLEICHE (ÄQUINOKTIUM)

Bestimmte Konstellation von Sonne und Erde gibt es nur zwei Mal im Jahr gibt - nämlich zum Frühlings- und zum Herbstbeginn. Die Rede ist von den Tag-und-Nacht-Gleichen (auch genannt Äquinoktium) im März bzw. im September. Sie sind der Beginn des Frühlings bzw. des Herbstes auf der Nordhalbkugel. Ihre besonderen Energien können ebenfalls zur Aufladung von Heilsteinen verwendet werden.

Die Tag-und-Nacht-Gleiche im Frühjahr bezieht sich auf Wachstum und Erneuerung. Die Herbst Tag-und-Nacht-Gleiche ist mit der Ernte verbunden und man könnte seinen Heilstein zu diesem Zeitpunkt für die Erfüllung seiner Träume aufladen.

AUFLADUNG DURCH GEWITTER

Gewitter eignet sich nicht nur für die Reinigung des Heilsteins, sondern auch für seine Aufladung mit Energien. Lege hierzu deinen Heilstein nach draußen in ein Gewitter, damit er die negativen Ionen der Blitze absorbieren kann. Er wird voller Energie sein, wenn du ihn wieder einsammelst.

AUFLADUNG MIT BERGKRISTALL

Bergkristalle sind neutrale Edelsteine und eignen sich durch ihre Rein- und Klarheit ebenfalls zur Aufladung von Heilsteinen. In gereinigtem Zustand haben sie verstärkende und aktivierende Eigenschaften, die auf die Heilsteine übertragen werden und so deren Heilkraft und Wirkung unterstützen.

Um einen Heilstein mittels Bergkristallen voll aufzuladen, wird er über Nacht auf eine Schale mit Bergkristall Trommelsteinen oder direkt auf einen Bergkristall Rohstein gelegt und kann am nächsten Morgen wieder seine volle Heilwirkung entfalten.

Auch große tafelförmige Quarzkristalle, genannt Tabbies (tabular quarz), eignen sich gut für das erneute Aufladen von Heilsteinen. Sie sind besonders hilfreich, um bei einer Heilsitzung die Heilsteine zwischen den Anwendungen darauf ruhen zu lassen. Vergesse nicht, dass auch der Tabby ein Heilstein ist und genau wie die anderen gepflegt werden muss.

AUFLADUNG DURCH MUSIK

Musik und Geräusche haben ebenfalls einen Aufladeeffekt auf Heilsteine. Lege hierzu deinen Heilstein in die Nähe einer Glocke, eines Glockenspiels, Xylophons oder Chimes und stimme mehrmals einen Ton an. Du kannst auch eine Stimmgabel oder eine Klangschale benutzen. Dies hat eine harmonisierende Wirkung auf den Heilstein.

Wenn du gerne singst oder Mantras chantest, dann tue dies in Gegenwart deiner Heilsteine, vor allem wenn dies Teil deiner Meditationsroutine ist.

AUFLADUNG DURCH PYRAMIDENENERGIE

Eine andere Methode Heilsteine aufzuladen, ist die Verwendung von Pyramiden. Seit Jahrtausenden sind Pyramiden Symbol großer magischer Kräften, die die Energie erhöhen und neue Kraftplätze schaffen. So glaubten schon die „alten Ägypter", dass die Form der Pyramide sowohl geistige als auch magische Kräfte einfängt und, bei richtiger Verwendung, Energien freisetzt.

Pyramiden generieren wie Blitze negative Ionen und man geht davon aus, dass sie auch eine ausgleichende Wirkung auf das elektromagnetische Feld des menschlichen Körpers haben. Basierend auf dieser Prämisse werden Pyramiden als Medium verwendet, um Heilsteine aufzuladen.

Man verwendet hierzu Pyramiden aus verschiedenen Materialien und in verschiedenen Größen.

Es gibt Metall-Pyramiden, die nur aus einem Rahmen bestehen. Der metallene Rahmen kann aus Kupfer, Silber und sogar Gold hergestellt sein. Die Form der Pyramide und die Art des Metalls helfen dabei, den Heilstein aufzuladen. Hierzu wird der Stein in den Rahmen gelegt und für ein paar Stunden dort liegen gelassen. Steine, die größer als der Rahmen sind, hält man über die Spitze, um sie aufzuladen. Die Bauart der Pyramide führt dazu, dass die Energie der Pyramide nach oben in Richtung der Spitze fließt. Wenn du den Stein über die Pyramide hältst, stelle dir vor, wie die Energie zur Spitze und in den Stein aufsteigt.

Es gibt auch Glaspyramiden zur Aufladung von Heilsteinen. Diese sind ebenfalls innen hohl und bestehen nur aus einem Rahmen. Du kannst sie genauso wie eine metallene verwenden, indem du den Stein in den Rahmen legst oder über die Spitze hältst.

Auch Kristallpyramiden werden für das Aufladen von Heilsteinen verwendet. Sie können aus verschiedenen Kristallen herstellt sein. Hochwertige Bergkristallpyramiden reflektieren das gesamte Lichtspektrum, wenn du deinen Heilstein auflädst. Wenn du Kristallpyramiden zur Aufladung verwendest, kannst du entweder den Heilstein über den Zenit halten oder ihn in einen Kreis mit mehreren Kristallpyramiden legen.

AUFLADUNG DURCH EIGENE ENERGIE

Bei vielen anderen Völkern ist das Aufladen von Heilsteinen mit besonderen Riten verbunden. Dabei wird der Heilstein mittels der eigenen Energie aktiviert und seine Heilenergie geweckt oder verstärkt. Es gibt verschiedene Arten die eigene Energie auf den Heilstein zu übertragen und ihm Kraft zu verleihen.

Eine Möglichkeit ist die Meditation. Halte hierzu den Heilstein in deiner dominanten Hand und visualisiere dabei, wie du Energie in ihn hineingießt.

Auch mit deinem eigenen Atem, durch Anpusten, durch Räucherungen oder durch Erwärmen mit den eigenen Händen kannst du einen Heilstein aufladen. Ebenfalls kann ein Heilstein in religiösen Riten und Ritualen aufgeladen werden, indem du ihn vor dich hin oder auf deinen persönlichen Altar legst und Energie in ihn hineinleitest. Eine weitere Methode ist das Legen der Heilsteine auf die Chakren, um so seine Heilenergie zu aktivieren.

AUFLADEN DURCH ERWÄRMUNG

Diese Form der Aufladung ist besonders geeignet, wenn die Heilsteine im Anschluss aufgelegt oder bei einer Massage eingesetzt werden. Therapeuten, die mit Heilsteinen arbeiten, verwenden hierzu warme Bäder mit Wasser oder Ölen zur Erwärmung der Heilsteine.

Man kann die Steine zur Erwärmung und Aktivierung auch auf eine Heizung legen. Allerdings sollten andere Elektrogeräte dabei nicht eingeschaltet sein, um durch die entstehenden elektromagnetischen Felder die Heilwirkung des Steins nicht zu gefährden.

KOMBINATION VON METHODEN ZUR AUFLADUNG

Das Aufladen und Aktivieren der Heilsteine ist sehr wichtig für die Heilwirkung. Vielleicht hast du einen Heilstein, der noch schläft. Dann ist es wichtig, dass du ihn aktivierst, damit er seine volle Kraft entfachen kann.

Du kannst die verschiedenen Arten der Aufladung auch miteinander kombinieren, indem du beispielsweise die Energie des Bergkristalls verbindest mit dem Mondlicht.

Du kannst dies auch mit einem Ritual erreichen, durch das Halten des Steins oder dem schnellen Vor- und

Zurückrollen auf der Handfläche. Manche Leute schlafen mit den Heilsteinen unter dem Kopfkissen, andere blicken sie an oder meditieren um sie zu aktivieren. All diese Methoden dienen letztendlich dazu, den Heilstein für seine Anwendung vorzubereiten.

ANHANG 3: YOGA ASANAS

1. Der Sonnengruß (Surya Namaskara)
2. Adler (Garudasana)
3. Baum (Vrkshasana)
4. Boot (Paripurna Navasana)
5. Brücke (Chakrasana)
6. Drehsitz (Ardha Matsyendrasana)
7. Dreieck (Trikonasana)
8. Glückliches Baby (Ananda Balasana)
9. Herabschauender Hund (Adho Mukha Svanasana)
10. Kamel (Ustrasana)
11. Katze (Marjaryasana)
12. Kopfstand (Salamba Sirsasana)
13. Krieger 1 (Virabhadrasana I)
14. Krieger 2 (Virabhadrasana II)
15. Kuh (Bitilasana)
16. Kuhgesicht (Gomukhasana)
17. Pflug (Halasana)
18. Pyramide (Parsvottanasana)
19. Schneidersitz (Sukhasana)

20. Schulterstand (Sarvangasana)

21. Schustersitz (Baddha Konasana)

22. Seitliche Planke (Vasisthasana)

23. Seitliche Winkelstellung (Parsvakonasana)

24. Stellung des Kindes (Balasana)

25. Stuhl (Utkatasana)

26. Vorwärtsbeuge (Uttanasana)

27. Taube (Kapotasana)

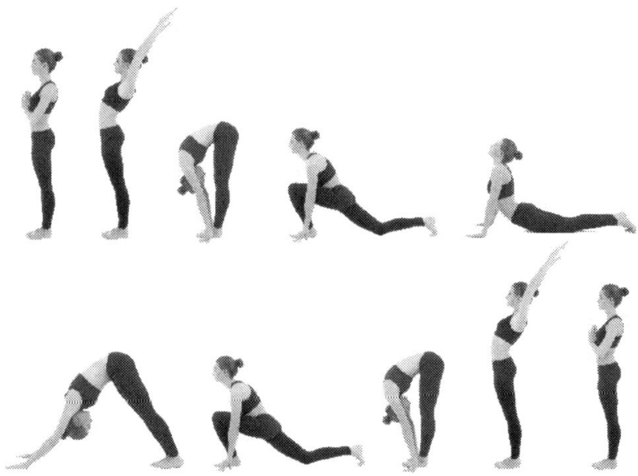

-1- Der Sonnengruß (Surya Namaskara)

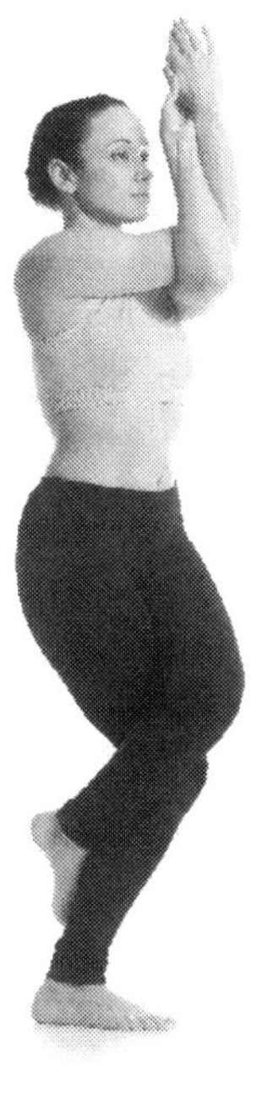

-2- Adler (Garudasana)

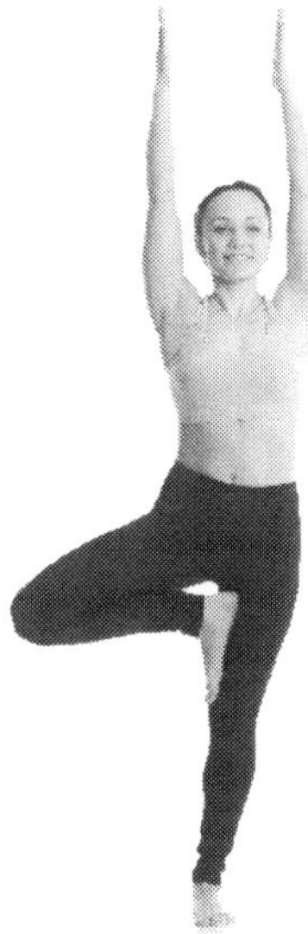

-3- Baum (Vrkshasana)

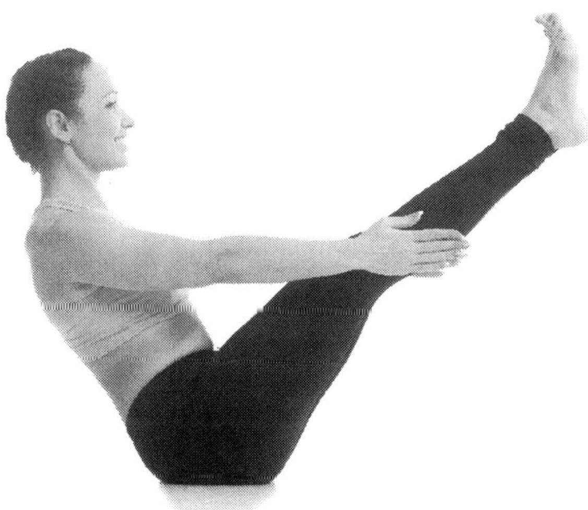

-4- Boot (Paripurna Navasana)

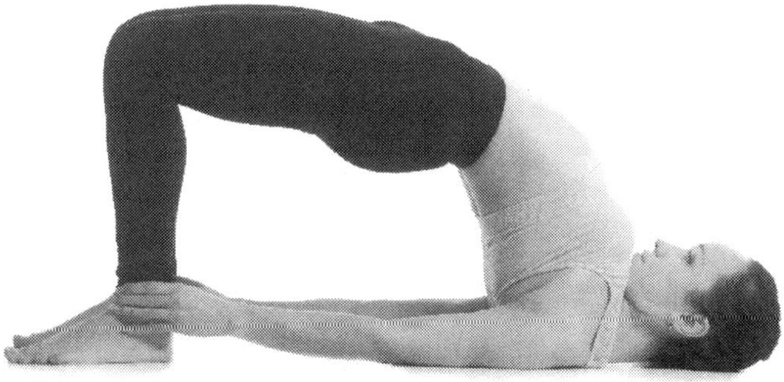

-5- Brücke (Chakrasana)

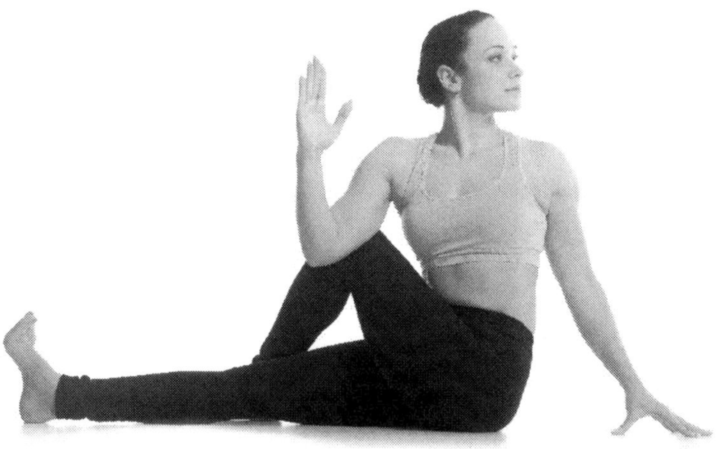

-6- Drehsitz (Ardha Matsyendrasana)

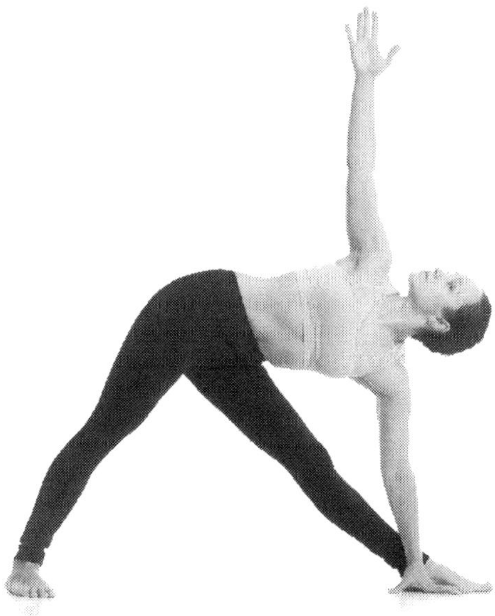

-7- Dreieck (Trikonasana)

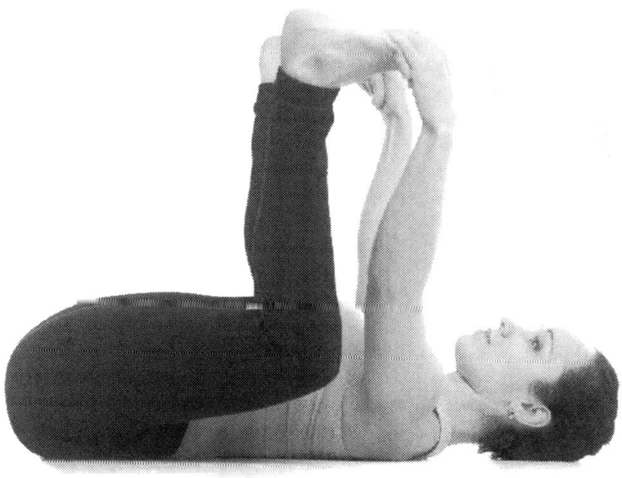

-8- Glückliches Baby (Ananda Balasana)

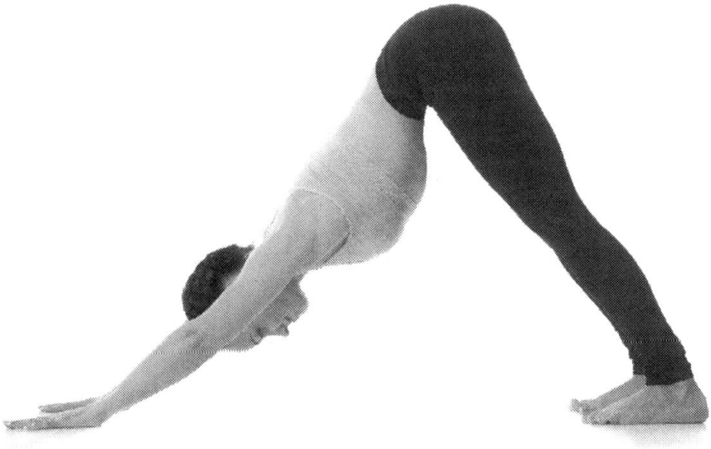

-9- Herabschauender Hund (Adho Mukha Svanasana)

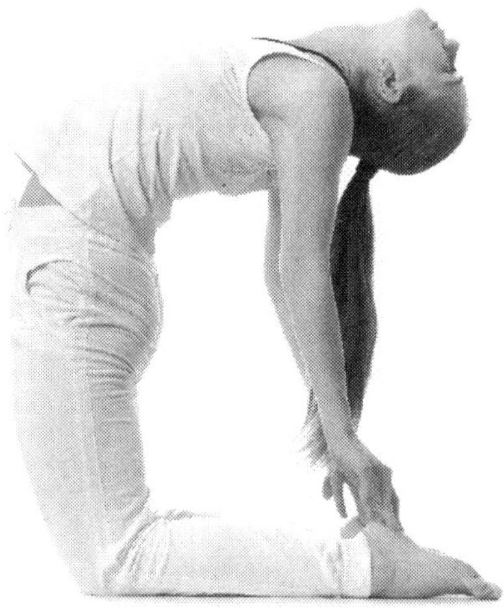

-10- Kamel (Ustrasana)

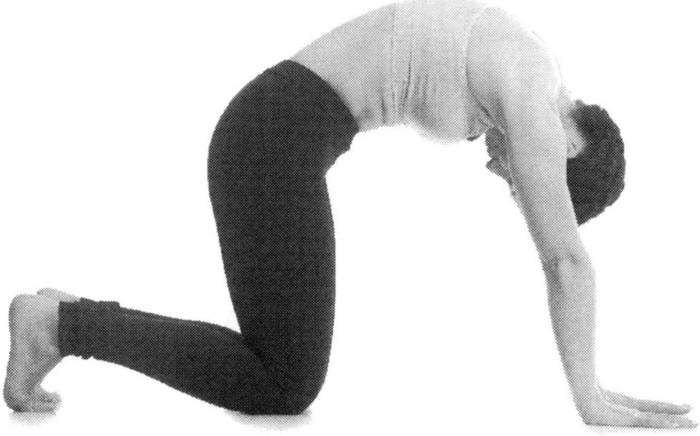

-11- Katze (Marjaryasana)

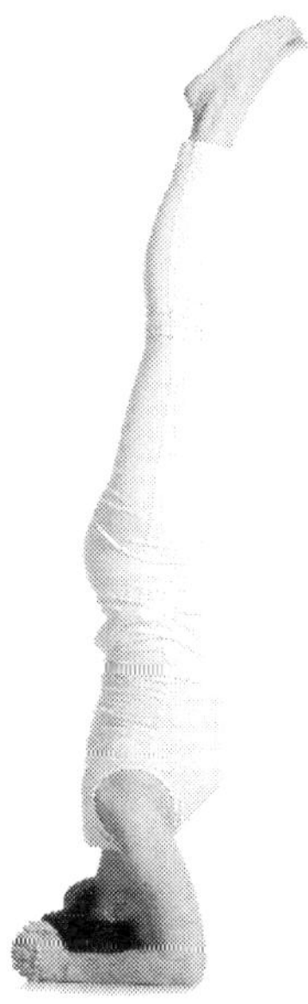

-12- Kopfstand (Salamba Sirsasana)

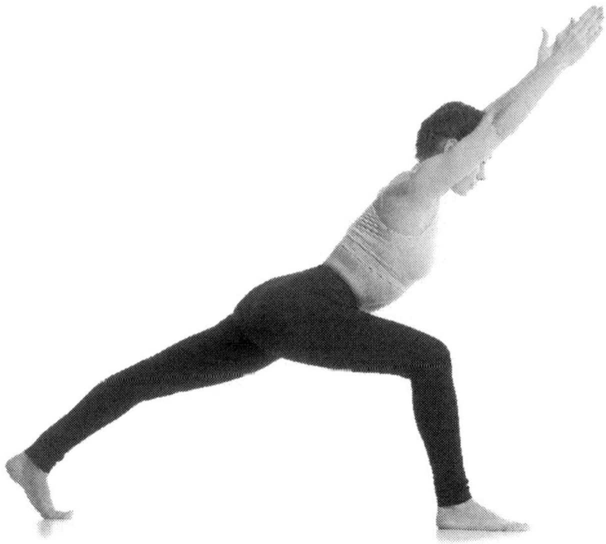

-13- Krieger 1 (Virabhadrasana I)

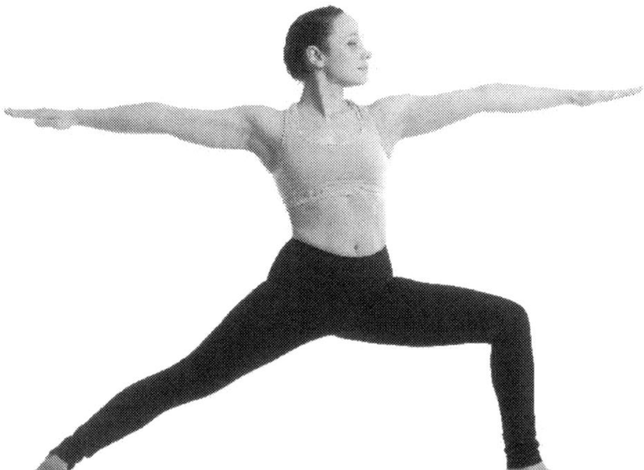

-14- Krieger 2 (Virabhadrasana II)

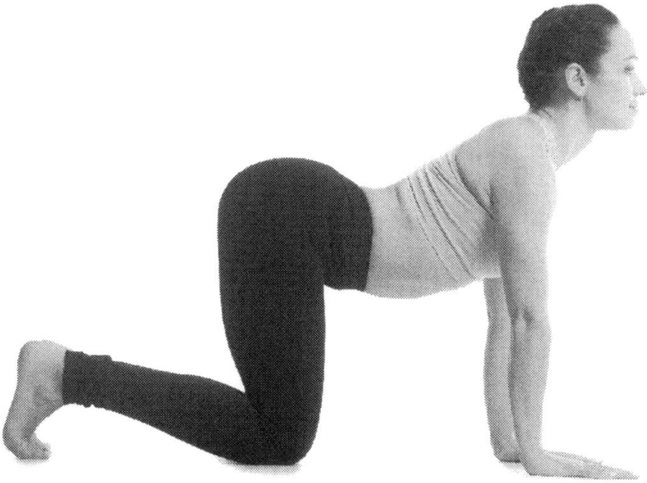

-15- Kuh (Bitilasana)

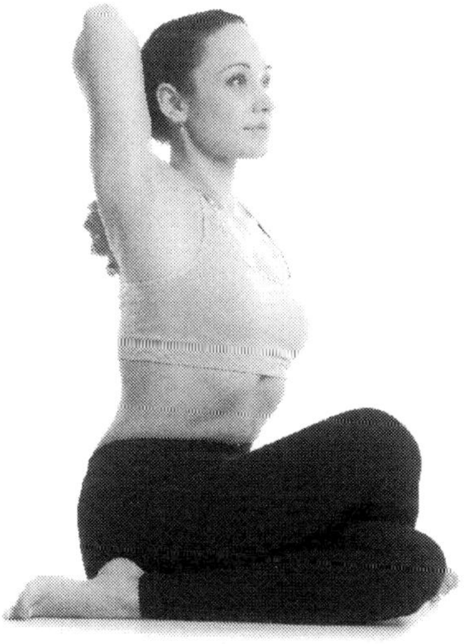

-16- Kuhgesicht (Gomukhasana)

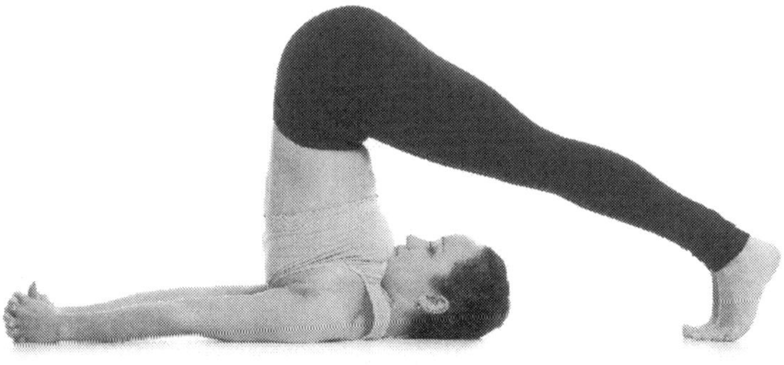

-17- Pflug (Halasana)

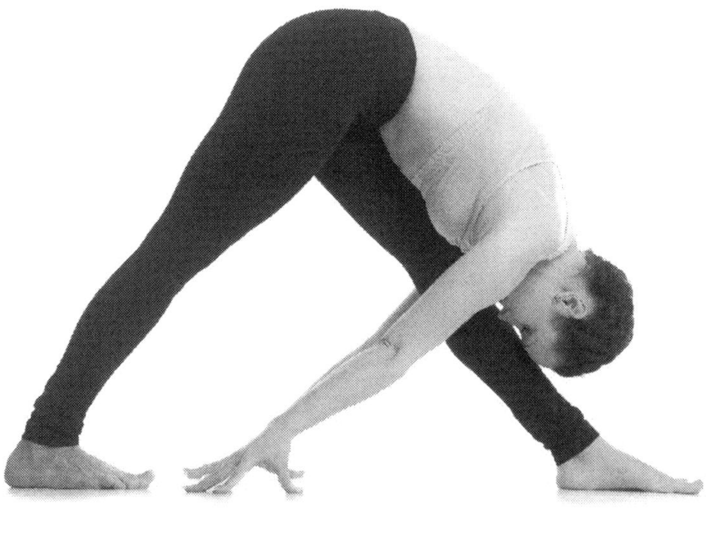

-18- Pyramide (Parsvottanasana)

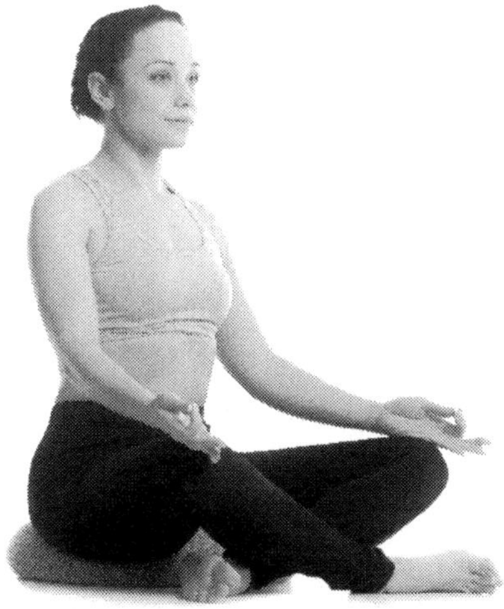

-19- Schneidersitz (Sukhasana)

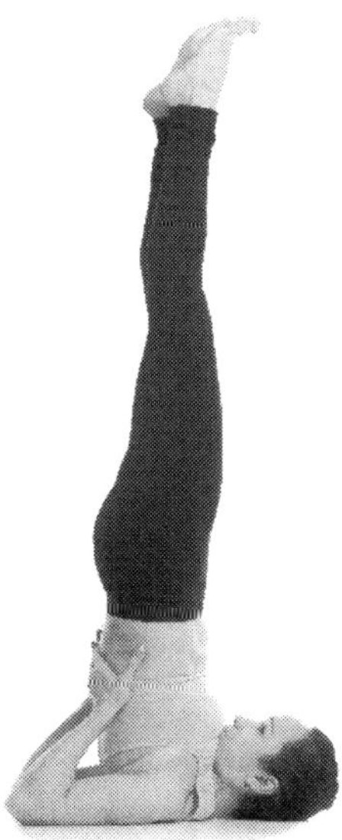

-20- Schulterstand (Sarvangasana)

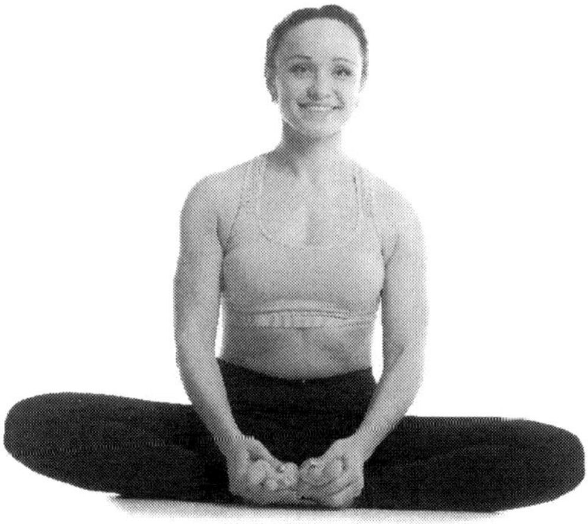

-21- Schustersitz (Baddha Konasana)

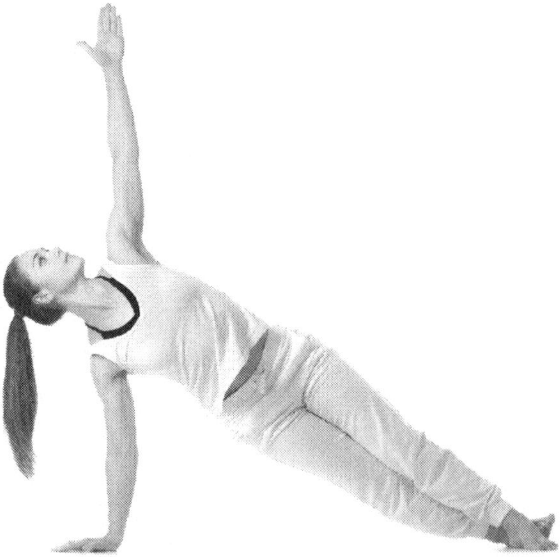

-22- Seitliche Planke (Vasisthasana)

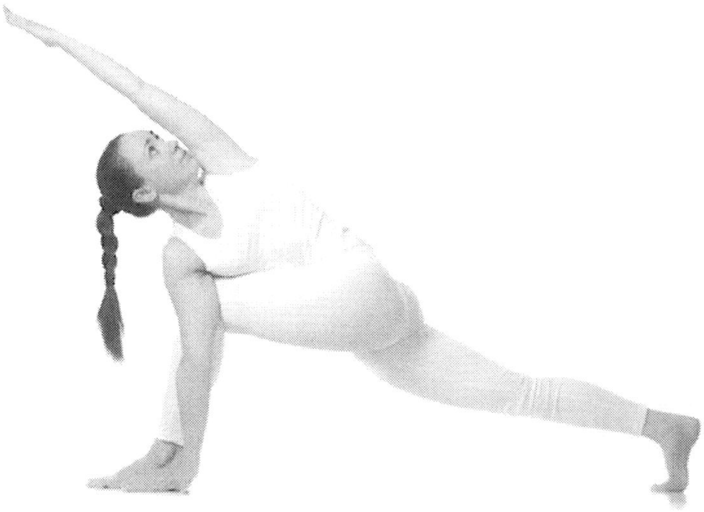

-23- Seitliche Winkelstellung (Parsvakonasana)

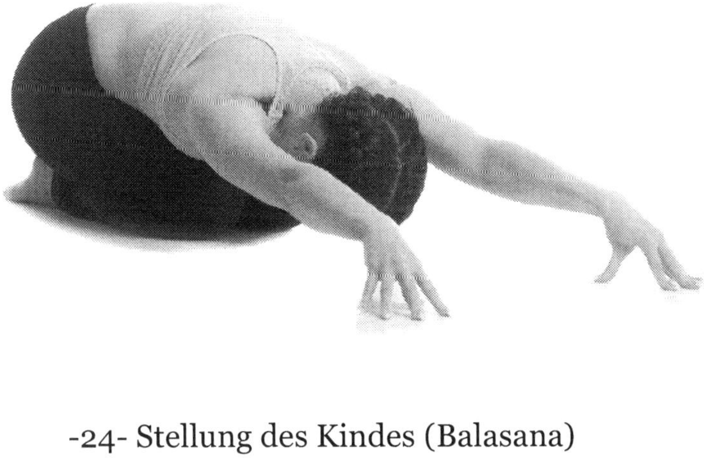

-24- Stellung des Kindes (Balasana)

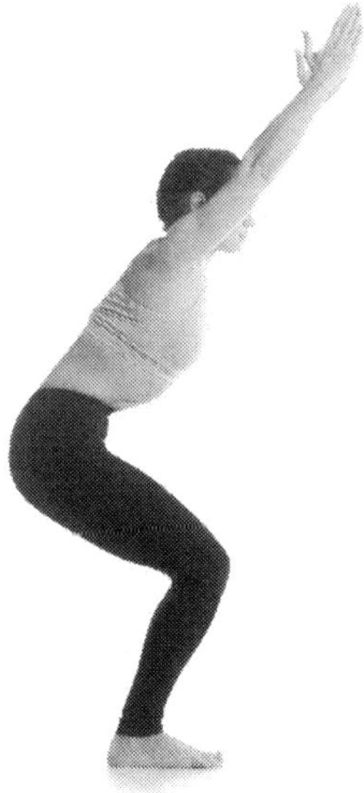

-25- Stuhl (Utkatasana)

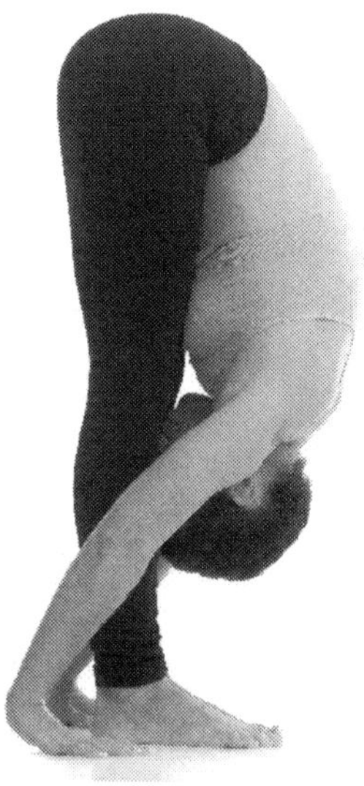

-26- Vorwärtsbeuge (Uttanasana)

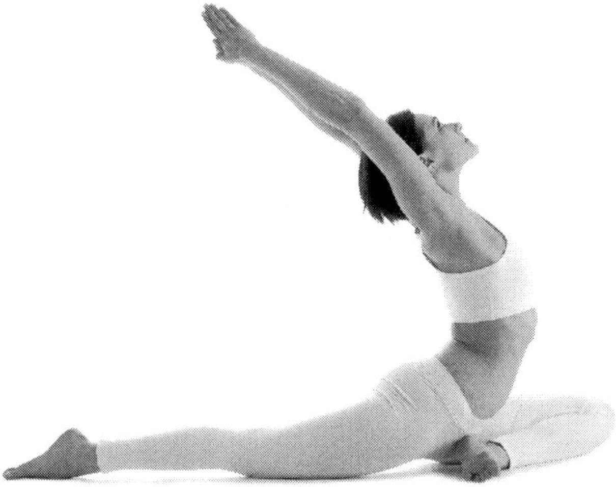

-27- Taube (Kapotasana)

IMPRESSUM

Anna Mai

c/o Papyrus Autoren-Club

Pettenkoferstr. 16-18

10247 Berlin

annamai@ereadmedia.com

Copyright© Anna Mai

Alle Rechte vorbehalten

FOTOMATERIAL

https://www.bigstockphoto.com Copyright:

- Beautiful sporty girl doing Yoga posture @ fizkes
- Beautiful slim woman in yoga sun salutation sequence @ Di Studio

https://de.depositphotos.com, Copyright:

- Yong woman doing yoga asana - pigeon pose @ Wisky

21841036R00120

Printed in Poland
by Amazon Fulfillment
Poland Sp. z o.o., Wrocław